全国中等医药卫生职业教育"十二五"规划教材

寄生虫检验技术

（供医学检验技术专业用）

主　编　田冬梅（北海市卫生学校）
副主编　樊丽萍（大同市卫生学校）
　　　　熊群英（广东省江门中医药学校）
编　委　蔺淑芳（哈尔滨市卫生学校）
　　　　牛靖萱（西安市卫生学校）
　　　　周晓茵（牡丹江医学院）
　　　　曾荣荣（北海市卫生学校）
　　　　沈小波（北海市卫生学校）

中国中医药出版社
·北　京·

图书在版编目（CIP）数据

寄生虫检验技术／田冬梅主编．—北京：中国中医药出版社，
2013.8（2019.8重印）

全国中等医药卫生职业教育"十二五"规划教材

ISBN 978-7-5132-1530-5

Ⅰ.①寄…　Ⅱ.①田…　Ⅲ.①寄生虫病－医学检验－中等
专业学校－教材 Ⅳ.① R530.4

中国版本图书馆 CIP 数据核字（2013）第 135502 号

中 国 中 医 药 出 版 社 出 版

北京经济技术开发区科创十三街31号院二区8号楼

邮政编码　100176

传真　010 64405750

保定市西城胶印有限公司印刷

各地新华书店经销

*

开本 787×1092　1/16　印张 10　字数 218 千字

2013 年 8 月第 1 版　2019 年 8 月第 2 次印刷

书号　ISBN 978-7-5132-1530-5

*

定价　28.00 元

网址　www.cptcm.com

如有印装质量问题请与本社出版部调换（010 64405510）

全国中等医药卫生职业教育"十二五"规划教材
专家指导委员会

前　言

　　"全国中等医药卫生职业教育'十二五'规划教材"由中国职业技术教育学会教材工作委员会中等医药卫生职业教育教材建设研究会组织，全国120余所高等和中等医药卫生院校及相关医院、医药企业联合编写，中国中医药出版社出版。主要供全国中等医药卫生职业学校护理、助产、药剂、医学检验技术、口腔修复工艺专业使用。

　　《国家中长期教育改革和发展规划纲要（2010－2020年)》中明确提出，要大力发展职业教育，并将职业教育纳入经济社会发展和产业发展规划，使之成为推动经济发展、促进就业、改善民生、解决"三农"问题的重要途径。中等职业教育旨在满足社会对高素质劳动者和技能型人才的需求，其教材是教学的依据，在人才培养上具有举足轻重的作用。为了更好地适应我国医药卫生体制改革，适应中等医药卫生职业教育的教学发展和需求，体现国家对中等职业教育的最新教学要求，突出中等医药卫生职业教育的特色，中国职业技术教育学会教材工作委员会中等医药卫生职业教育教材建设研究会精心组织并完成了系列教材的建设工作。

　　本系列教材采用了"政府指导、学会主办、院校联办、出版社协办"的建设机制。2011年，在教育部宏观指导下，成立了中国职业技术教育学会教材工作委员会中等医药卫生职业教育教材建设研究会，将办公室设在中国中医药出版社，于同年即开展了系列规划教材的规划、组织工作。通过广泛调研、全国范围内主编遴选，历时近2年的时间，经过主编会议、全体编委会议、定稿会议，在700多位编者的共同努力下，完成了5个专业61本规划教材的编写工作。

　　本系列教材具有以下特点：

　　1. 以学生为中心，强调以就业为导向、以能力为本位、以岗位需求为标准的原则，按照技能型、服务型高素质劳动者的培养目标进行编写，体现"工学结合"的人才培养模式。

　　2. 教材内容充分体现中等医药卫生职业教育的特色，以教育部新的教学指导意见为纲领，注重针对性、适用性以及实用性，贴近学生、贴近岗位、贴近社会，符合中职教学实际。

　　3. 强化质量意识、精品意识，从教材内容结构、知识点、规范化、标准化、编写技巧、语言文字等方面加以改革，具备"精品教材"特质。

　　4. 教材内容与教学大纲一致，教材内容涵盖资格考试全部内容及所有考试要求的知识点，注重满足学生获得"双证书"及相关工作岗位需求，以利于学生就业，突出中等医药卫生职业教育的要求。

　　5. 创新教材呈现形式，图文并茂，版式设计新颖、活泼，符合中职学生认知规律及特点，以利于增强学习兴趣。

　　6. 配有相应的教学大纲，指导教与学，相关内容可在中国中医药出版社网站

（www. cptcm. com）上进行下载。本系列教材在编写过程中得到了教育部、中国职业技术教育学会教材工作委员会有关领导以及各院校的大力支持和高度关注，我们衷心希望本系列规划教材能在相关课程的教学中发挥积极的作用，通过教学实践的检验不断改进和完善。敬请各教学单位、教学人员以及广大学生多提宝贵意见，以便再版时予以修正，使教材质量不断提升。

中等医药卫生职业教育教材建设研究会
中国中医药出版社
2013 年 7 月

编写说明

本教材依照《国家中长期教育改革和发展规划纲要》（2010—2020年），关于"大力发展职业教育"的要求，把提高质量作为重点，以服务为宗旨，以就业为导向，以推进教育教学改革为原则，结合中职学校人才培养目标进行编写。

在编写过程中注重学思结合，以帮助学生学会学习，激发学生的好奇心和培养学生的兴趣爱好为出发点，在编写中注重图文并茂，增加知识链接模块；注重知行统一，坚持教育教学与生产劳动、社会实践相结合。在教材的实训部分，增加了"人群肠道寄生虫调查"社会实践内容；注重因才施教，关注中职学生特点，知识以"必需、够用"为度，满足岗位需求、教学需求和社会需求，具有实用性、趣味性、系统性，以适应中等卫生职业教育的需要。

本教材供全国中等医药卫生职业学校医学检验技术专业学生使用，适用于检验及相关岗位。全书共十章，分为常见寄生虫检验技术理论和实训指导两部分，主要特点是：①根据当前寄生虫病流行特点，进行教材布局，对人体感染率高的寄生虫进行重点阐述，遵循除旧布新，既保证知识的连贯性，又力求新颖性，增加趣味性。②与检验专业实践工作相结合，实现工学结合，增加社会实践内容，具有实用性。③注重知识更新，增加寄生虫病免疫检查方法。④知识链接和彩图不仅增加学生学习兴趣，还增强学生对本课程的热爱，提高学习信心。⑤重视知识巩固，每章附有同步训练。

在编写过程中，所有编写人员付出了辛勤努力，参考了许多文献，找寻大量图片，同时得到各单位领导和同行的支持，在此表示深切的谢意！并恳请各位读者、专家提出宝贵意见，以便在修订时加以提高。

《寄生虫检验技术》编委会
2013年7月

目　录

第一章 总 论

 知识要点

1. 熟悉寄生虫检验技术的概念、范畴和目的。
2. 掌握寄生关系、寄生虫、宿主、生活史等概念。
3. 熟悉寄生虫和宿主的相互关系。
4. 掌握寄生虫病的实验诊断。
5. 熟悉寄生虫病的流行。
6. 了解防治原则。

一、寄生虫学概念和寄生虫检验技术的概念、范畴及目的

寄生虫学是研究人体寄生虫及其与宿主相互关系的一门科学。寄生虫检验技术是研究人体寄生虫的形态结构、生活史、致病性、实验诊断、流行规律和防治原则及其检验技术的一门学科。主要由医学蠕虫、医学原虫、医学节肢动物三部分组成。

1. **医学蠕虫** 主要包括线虫纲、吸虫纲、绦虫纲。
2. **医学原虫** 主要包括根足虫纲、鞭毛虫纲、纤毛虫纲、孢子虫纲。
3. **医学节肢动物** 主要包括昆虫纲和蛛形纲。

寄生虫检验技术是医学检验专业的主要专业课之一。学习本课程目的是掌握本学科的基本理论和基本知识，掌握常见寄生虫病的实验诊断方法，准确地对人体寄生虫进行鉴定，为临床诊断寄生虫病提供科学依据，从而提高寄生虫病的防治水平，消灭寄生虫病，保障人类健康。

二、寄生关系、寄生虫、宿主、生活史等概念

（一）寄生关系

在自然界中，两种不同生物生活在一起的现象称为共生。根据两种生物之间的利

害关系，将共生分为互利共生、共栖和寄生三种类型。

1. **互利共生** 两种生物生活在一起，共同受益。如白蚁以木质纤维为食，却不能将其分解，但它的消化道内定居着鞭毛虫，鞭毛虫分泌纤维素酶供白蚁分解纤维素使用，同时白蚁则为鞭毛虫提供了住处和食物，它们为共生。

2. **共栖关系** 两种生物生活在一起，一方受益，另一方既不受益，也不受害。如鲫鱼用其背鳍演化成的吸盘吸附在大型鱼类的体表被带到各处，觅食时暂时离开。这对鲫鱼有利，对大鱼无利也无害，为共栖。

3. **寄生关系** 两种生物生活在一起，一方受益，另一方受害。如蛔虫在人的小肠内，以肠内半消化的食物为营养，给人带来损害，为寄生关系。

(二) 寄生虫、宿主、生活史等概念

1. **寄生** 某些低等动物长期或暂时地寄居在另种生物的体内或体表，取得营养和生存条件，并给对方造成损害的生活方式，称为寄生。

2. **寄生虫** 营寄生生活的低等动物称为寄生虫。如寄生体内的蛔虫、肝吸虫、痢疾阿米巴等；寄生体表的蚊、螨等。

3. **宿主** 被寄生虫所寄生的生物称为宿主。寄生虫在不同发育阶段所寄生的宿主主要分为四种类型：

(1) **终宿主** 寄生虫的成虫或有性生殖阶段所寄生的宿主，称为终宿主。

(2) **中间宿主** 寄生虫的幼虫或无性生殖阶段所寄生的宿主，称为中间宿主。有些寄生虫在发育过程中需要两个或两个以上的中间宿主，按其寄生顺序依次分为第一中间宿主、第二中间宿主。

(3) **保虫宿主** 又称储存宿主。指作为人体寄生虫病传染来源的受寄生虫感染的脊椎动物，称为保虫宿主。

如肝吸虫成虫寄生于人和猫、犬科动物体内，幼虫各期先后寄生淡水螺和淡水鱼、虾体内，人是其终宿主，淡水螺和淡水鱼、虾分别是其第一中间宿主和第二中间宿主，猫和犬是其保虫宿主。

(4) **转续宿主** 有的寄生虫幼虫长期滞留于非正常宿主体内，如有机会进入正常宿主体内，继续发育为成虫，这种非正常宿主称为转续宿主。如感染裂头蚴的蛙被蛇、鸟等非正常宿主食入，裂头蚴在其体内存活而不发育，当猫、狗等动物食入蛇、鸟等后，裂头蚴才能发育为成虫，蛇、鸟等为该虫的转续宿主。

4. **寄生虫的生活史** 寄生虫完成一代生长、发育和繁殖的全过程及其所需的外界环境条件，称为寄生虫的生活史。不同的寄生虫其生活史各异，有的生活史较简单，只需一个宿主，如蛲虫；有的生活史较复杂，需多个宿主，如肝吸虫；有的寄生虫仅有有性生殖，如蛔虫；有的寄生虫仅有无性生殖，如阴道毛滴虫；有的寄生虫兼有无性生殖和有性生殖，才能完成一代发育，称为世代交替，如疟原虫。

5. **感染阶段** 寄生虫生活史中具有感染人体能力的发育阶段称为感染阶段。

三、寄生虫与宿主的相互关系

寄生虫与宿主的关系，包括寄生虫对宿主的损害及宿主对寄生虫的抵抗两个方面。寄生虫在宿主体内的移行、定居、发育和繁殖，均可对宿主造成损害。由寄生虫抗原引起宿主的免疫应答，一方面可杀灭寄生虫，减少寄生虫对宿主的损害，另一方面也可产生不利于宿主的免疫病理损害。

（一）寄生虫对宿主的作用

1. **夺取营养** 寄生虫在宿主体内摄取营养物质，使宿主免疫力降低，引起疾病。如蛔虫寄生在人体小肠中，以消化和半消化的食物为食．造成营养不良及发育障碍等。

2. **机械性损伤** 寄生虫在侵入宿主或在宿主体内移行、寄生时，可对局部造成机械性损伤。如蛔虫寄生在肠道内可钻孔、成团，引起肠穿孔、肠梗阻造成机械损伤；猪囊尾蚴寄生于脑组织，引起癫痫，甚至死亡。

3. **毒性与免疫损伤** 寄生虫的分泌物、代谢产物及虫体崩解产物作为变应原可产生超敏反应造成免疫损伤。如溶组织内阿米巴分泌溶组织酶破坏肠壁组织形成溃疡；血吸虫卵内毛蚴分泌物引起周围组织肉芽肿。

（二）宿主对寄生虫的作用

宿主对寄生虫的作用主要是抗感染免疫，包括先天性免疫和获得性免疫，两者相互协调，共同清除侵入的寄生虫。

1. **先天性免疫** 是宿主在进化过程中建立起来的天然防御机能。它受遗传因素控制，具有相对稳定性，对各种寄生虫感染均具有一定程度的抵抗作用，但没有特异性，一般也不十分强烈。包括：皮肤、黏膜和胎盘的屏障作用；吞噬细胞的吞噬作用，如中性粒细胞和单核吞噬细胞吞噬作用，一方面表现为对寄生虫的吞噬、消化、杀伤作用，另一方面参与特异性免疫的寄生虫抗原处理过程。体液因素对寄生虫的杀伤作用，如补体系统因某种原因被活化后，可参与机体的防御功能。

2. **获得性免疫** 是由寄生虫抗原刺激宿主免疫系统诱发免疫应答，产生体液免疫和细胞免疫，清除或杀伤寄生虫，对同种寄生虫的再感染具有一定的免疫力。获得性免疫分为两种类型：

（1）**消除性免疫** 宿主感染寄生虫后，产生获得性免疫，能消除体内寄生虫，并对再感染产生完全的抵抗力。例如，热带利什曼原虫感染后，宿主获得免疫力，体内原虫完全被清除，临床症状消失，而且对再感染具有长期的、特异性抵抗力。这是寄生虫感染中少见的一种免疫状态。

（2）**非消除性免疫** 是寄生虫感染中常见的一种免疫状态。人体感染寄生虫后产生获得性免疫，但体内寄生虫未被完全清除，而表现为在一定程度上能抵抗再感染。

①带虫免疫 宿主感染寄生虫后，对同种寄生虫再感染具有一定的免疫，而这种免疫随寄生虫消失而减弱或消失，称带虫免疫。如人体感染疟原虫后，体内疟原虫未被

清除，维持低虫血症，但宿主对同种感染具有一定的抵抗力。

②伴随免疫　宿主感染寄生虫后，对同种寄生虫幼虫的再感染具有一定的免疫，称伴随免疫。如血吸虫感染，活的成虫可使宿主产生获得性免疫力，这种免疫力对体内原有的成虫不发生影响，可以存活下去，但对再感染时侵入的童虫有一定的抵抗力。

非消除性免疫与寄生虫的免疫逃避和免疫调节有关。

3. **免疫逃逸**　在寄生虫与宿主长期相互适应过程中，有些寄生虫能逃避宿主的免疫攻击而继续生存，这种现象称免疫逃逸。

4. **寄生虫性超敏反应**　宿主感染寄生虫以后所产生的免疫反应，一方面可以表现为对再感染的抵抗力，另一方面也可发生对宿主有害的超敏反应。超敏反应是处于免疫状态的机体，当再次接触相应抗原或变应原时出现的异常反应，常导致宿主组织损伤和免疫病理变化。寄生虫感染的变态反应也可分为Ⅰ、Ⅱ、Ⅲ、Ⅳ四型，分别称为速发型、细胞毒型、免疫复合物型、迟发型或细胞免疫型。

如蛔虫引起的麻疹为Ⅰ型；疟原虫引起的贫血为Ⅱ型；血吸虫分泌物和排泄物等形成的免疫复合物所致的肾脏损害为Ⅲ型；血吸虫卵引起的肉芽肿为Ⅳ型。在寄生虫感染中，有的寄生虫病可同时存在几型超敏反应，甚为复杂，如血吸虫病可有速发型、免疫复合物型及迟发型超敏反应同时存在。

寄生虫与宿主相互作用，有三种不同结果：第一，宿主将寄生虫全部清除，并具有抵御再感染的能力，但寄生虫感染中这种现象极为罕见；第二，宿主能清除部分寄生虫，并对再感染产生部分抵御能力，大多数寄生虫与宿主的关系属于此类型；第三，宿主不能有效控制寄生虫，寄生虫在宿主体内发育甚至大量繁殖，引起寄生虫病，严重者可以致死。

寄生虫与宿主相互作用出现何种结果与宿主的遗传因素、营养状态、免疫功能、寄生虫种类、数量等因素有关，这些因素的综合作用决定了宿主的感染程度或疾病状态。

在抗蠕虫感染免疫中，嗜酸性粒细胞具有调节超敏反应、损伤虫体和吞噬抗原抗体复合物的作用。因而蠕虫感染时外周血中嗜酸性粒细胞明显增多。

四、寄生虫病的实验诊断

（一）病原学检查

根据寄生虫的种类和定居部位采集相应标本，如粪便、血液、痰液、阴道分泌物、组织液和活组织等，用一定方法检出某一发育阶段的寄生虫，如蠕虫的虫卵、幼虫、成虫以及原虫的滋养体和包囊等，一旦检出，即可确诊。病原检查是最可靠的诊断措施。

（二）免疫诊断

用病原学检查方法难以查出的寄生虫病，可取患者血液或其他标本，进行免疫学检查。此方法还可进行流行病学调查、疗效考核和疫情监测。根据免疫反应的原理，常用方法有皮内试验、间接血凝试验、酶联免疫吸附试验、循环抗原检测、循环抗体检测、染色试验和免疫荧光法等。

此外，单克隆抗体技术、免疫印迹技术、核酸分子杂交、聚合酶链反应等新技术，在寄生虫病诊断方面开拓了新途径。

随着人民生活水平的提高、食物来源的多样化和饮食方式的改变，现代都市人不再满足于鸡鸭鱼肉等的传统吃法，进而追求鲜、肥、美等新口味，于是生鱼片、醉蟹、炝虾、涮火锅等成为许多饭店餐馆的招牌菜，让人们没有想到的是虽然饱了口福，却造成"虫从口入"。近年来食源性寄生虫病病例明显增多，大多是贪吃惹的祸。如吃了生鱼片导致华支睾吸虫病；烹饪猪肉追求鲜嫩没有熟透，结果感染旋毛虫病、猪带绦虫；吃五分熟、七八分熟的牛排结果感染了牛带绦虫……这些"吃出来的寄生虫病"如何控制呢？

五、寄生虫病的流行和防治原则

（一）寄生虫病的流行

1. 寄生虫病流行的基本环节　流行的基本环节包括：传染源、传播途径、易感人群三个基本环节。

（1）传染源　指被寄生虫感染的人或动物，包括寄生虫病患者、带虫者和保虫宿主。

（2）传播途径　指寄生虫感染阶段侵入人体的途径，称为传播途径。有以下几种：

①经口感染　多见于寄生虫感染阶段，寄生虫经污染的食物、水、手等途径进入人体。如蛔虫、鞭虫等。

②经皮肤黏膜感染　如钩虫、血吸虫等。

③经媒介昆虫感染　有的寄生虫可在媒介昆虫体内发育至感染阶段，再经昆虫叮刺吸血感染人体。如丝虫、疟原虫等。

④经接触感染　有的寄生虫可经直接或间接接触方式侵入人体。如阴道毛滴虫、疥螨等。

⑤自身感染　有的寄生虫通过呕吐、肠道逆蠕动造成自身体内重复感染，如：猪带绦虫；有的通过肛（门）–手–口途径造成自身体外重复感染，如蛲虫。

⑥经胎盘感染　有的寄生虫可随母体血液经胎盘传给胎儿。如弓形虫。

此外，还有输血感染、吸入感染、逆行感染等途径。

（3）易感人群　指对某种寄生虫缺乏免疫力或免疫力低下的人群。一般而言，人群对寄生虫普遍易感，而一些特定人群，如儿童、老年人和非流行区的人群进入流行区后均为易感人群。

2. 流行因素

（1）自然因素　包括地理、环境、温度、降水量、光照等气候因素。气候因素影响寄生虫在外界的生长发育，如温暖潮湿的环境有利于在土壤中的蠕虫卵和幼虫的发育，气候还影响中间宿主或媒介节肢动物的孳生活动与繁殖。通过自然因素影响寄生虫在外界环境的发育、中间宿主和传播媒介的生态，对寄生虫病的流行产生影响，特别对肠道寄生虫的影响尤其明显。

（2）生物因素　生物种群的存在与分布对寄生虫病的流行有重要影响。有些寄生虫在其生活史中需要中间宿主或节肢动物，因此，中间宿主或媒介节肢动物的存在，决定了寄生虫病的流行。

（3）社会因素　包括社会制度、经济状况、文化、教育、医疗保健、生产方式、生活习惯和行为方式等。

自然因素、生物因素、社会因素相互作用，共同影响寄生虫病的流行。

3. 流行特点

（1）地方性　寄生虫病流行有明显的区域性。这与当地的气候因素、中间宿主及媒介节肢动物有关。如日本血吸虫病流行区域与钉螺的地理分布一致；棘球蚴病多在牧区流行；西北高寒地区由于不适合钩蚴繁殖，故无钩虫病流行。

（2）季节性　寄生虫病流行也有明显的季节性。如肠道寄生虫病在温暖、潮湿的季节感染率高；疟疾流行季节与蚊活动季节消长一致；血吸虫病常出现在夏季。

（3）自然疫源性　有些寄生虫病可在人或动物之间自然传播，称人兽共患寄生虫病，如血吸虫病、旋毛虫病、弓形虫病等。有些寄生虫病在人迹罕见的原始森林或荒漠地区的脊椎动物之间传播，当人进入该地区后，可通过一定途径传播给人，具有明显的自然疫源性。寄生虫病自然流行的地区，称自然疫源地。

（二）寄生虫病的防治原则

寄生虫病的流行因素多种多样，要想达到有效的防治目的，必须在了解各种寄生虫的生活史及寄生虫病的流行病学规律的基础上，制定综合防治措施。根据寄生虫病的流行环节和因素，采取下列几项措施：

1. 消灭传染源　普查普治带虫者和患者，查治或处理保虫宿主。做好流动人口的监测，控制流行区传染源的输入和扩散。

2. 切断传播途径　加强粪便和水源的管理，搞好环境卫生和个人卫生，控制或杀灭媒介节肢动物和中间宿主。

3. 保护易感人群　加强集体和个人防护工作，改变不良的饮食习惯，改进生产方法和生产条件，对某些寄生虫病还可采取预防服药的措施。

（三）我国寄生虫流行现状

原卫生部于2001年6月~2004年底我国相关部门在全国31个省、自治区、直辖市组织开展了人体重要寄生虫病现状调查。以下两种方法的调查结果如下：

（1）以病原学检查方法调查了线虫（包括蛔虫、蛲虫、钩虫、鞭虫）、华支睾吸虫和带绦虫等蠕虫感染情况。全国31个省（区、市）共检查356629人，查出感染于人体的蠕虫26种（其中福建发现的东方次睾吸虫和埃及棘口吸虫为国内外人体感染首次报告，广西发现的扇棘单睾吸虫为国内人体感染首次报告）。其中蛔虫12.72%；12岁以下儿童蛲虫感染率10.28%；钩虫6.12%；鞭虫4.63%；带绦虫感染率为0.28%；流行区华支睾吸虫感染率为2.40%。

（2）以血清学检查方法分别调查了包虫病、囊虫病、肺吸虫病、旋毛虫病和弓形虫病等重要寄生虫病。包虫病共调查39826人，阳性率12.04%；囊虫病调查了96008人，阳性率0.58%；肺吸虫病调查了68209人，阳性率1.71%；旋毛虫病调查了93239人，阳性率3.38%；弓形虫病调查了47444人，阳性率7.88%。

流行态势　与1990年对比：①钩虫、蛔虫、鞭虫等线虫感染率明显降低，感染人数显著减少。②食源性寄生虫的感染率在部分省（区、市）明显上升。③包虫病和黑热病在西部地区流行仍较严重。

知识链接

　　为了证明犬与人的黑热病的一致性，必须进行人体试验。钟惠澜医生在研究黑热病过程中，自己曾受过感染，体内已产生免疫力。因此，他的夫人李懿征医生自愿接受皮下及皮内注射犬黑热病病原体，让这一实验在自己身上进行。注射五个月后，李懿征出现了黑热病的典型症状。穿刺检查，在骨髓内发现了黑热病病原体。用骨髓接种田鼠，后者也产生了典型黑热病病变和大量黑热病病原体。这完全证明了犬、人、白蛉三者之间黑热病传染环节的关系。这一研究成果，推翻了西方学者的错误论断，在世界上尚属首创，具有重大的理论和实践意义。

小 结

　　寄生虫检验技术是医学检验技术的专业课，主要由医学蠕虫（线虫纲、吸虫纲、绦虫纲）、医学原虫（根足虫纲、鞭毛虫纲、纤毛虫纲、孢子虫纲）、医学节肢动物（昆虫纲和蛛形纲）三部分组成。

　　某些低等动物长期或暂时寄居在另种生物的体内或体表，取得营养和生存条件，并给对方造成损害的生活方式，称为寄生。营寄生生活的低等动物称为寄生虫。被寄生虫所寄生的生物称为宿主，宿主分终宿主、中间宿主、保虫宿主等。寄生虫完成一代生长、发育和繁殖的全过程及其所需的外界环境条件，称为寄生虫的生活史。寄生虫生活史中具有感染人体能力的发育阶段称为感染阶段。

　　寄生虫对宿主的作用包括夺取营养、机械性损伤、毒性与免疫损伤。宿主对寄生虫的作用主要是抗感染免疫。

寄生虫病流行的基本环节包括传染源、传播途径、易感人群。防治从消灭传染源、切断传播途径和保护易感人群等方面采取措施。

同步训练

一、名词解释

1. 寄生虫
2. 宿主
3. 终宿主
4. 中间宿主
5. 保虫宿主
6. 寄生虫生活史
7. 感染阶段

二、简答题

1. 寄生虫病流行的基本环节是什么?
2. 学习寄生虫检验技术的目的?

第二章　线　虫　纲

 知识要点

1. 掌握常见线虫的形态、生活史和实验诊断。
2. 熟悉常见线虫的致病性。
3. 了解常见线虫的流行特点和防治原则。

第一节　概　　述

线虫种类繁多，寄生人体引起疾病的主要有蛔虫、鞭虫、蛲虫、钩虫、丝虫、旋毛虫等。

一、形态

（一）成虫

线虫纲成虫形态的共同特点：①呈线形或长圆柱形，不分节。②大小不一，大的可达 1m（如麦地那龙线虫），小的只有 1mm 左右（如粪类圆线虫）。③身体有前后端、背腹面和左右侧之分。④雌雄异体，雌虫较大，尾端尖直；雄虫较小，尾端向腹面卷曲或膨大呈伞状。⑤有完整的消化系统，呈直管形，由口、咽、肠管及肛门组成。⑥雌性生殖系统多为双管型，包括两套卵巢、输卵管、受精卵和子宫，两个子宫汇入阴门，开口于虫体腹面前端；雄性生殖器官为单管型，包括睾丸、输精管、贮精囊及射精管，射精管与直肠末端汇合于泄殖腔，开口于肛门，自泄殖腔伸出 1~2 根交合刺。

（二）虫卵

多呈卵圆形，无卵盖，外被卵壳。卵内含有一个或多个卵细胞，或含有幼虫（如蛲虫卵）。有的虫卵在卵壳外附着有一层蛋白质膜，如蛔虫。

二、生活史

线虫的发育过程包括虫卵、幼虫、成虫等阶段。根据生活史是否需要中间宿主，可将其分为两大类型：①土源性线虫，生活史简单，在发育过程中不需要中间宿主，肠道内寄生的线虫多属于此型，如蛔虫。②生物源性线虫，生活史较复杂，在发育过程中需要中间宿主，组织内寄生的线虫多属此型，如丝虫。

第二节　似蚓蛔线虫

似蚓蛔线虫简称蛔虫，是最常见的人体消化道寄生虫之一。成虫寄生于小肠，可引起蛔虫病。

一、形态

（一）成虫

成虫呈长圆柱形，形似蚯蚓，头、尾两端略细，中后部较粗，活虫呈粉红色或微黄色，死后呈灰白色。雌虫长 20~35cm，大者可达 49cm，尾端尖直呈圆锥形，生殖器官为双管型。雄虫长 15~31cm，尾端向腹面卷曲，生殖器官为单管型。口孔位于虫体顶端，其周有三个呈"品"字形排列的唇瓣，背唇一个较大，腹唇两个较小。

（二）虫卵

1. 受精卵　呈宽椭圆形，大小约为（45~75）μm×（35~50）μm，卵壳较厚而透明，内有一个大而圆的卵细胞，在两端与卵壳形成新月形间隙。卵壳外有一层凹凸不平且较厚的蛋白质膜，在宿主的肠道内被胆汁染成棕黄色（图 2-1）。

2. 未受精卵　呈长椭圆形，大小约为（88~94）μm×（39~44）μm，卵壳与蛋白质膜较受精卵薄，卵壳内含许多大小不等的折光性颗粒（图 2-1）。

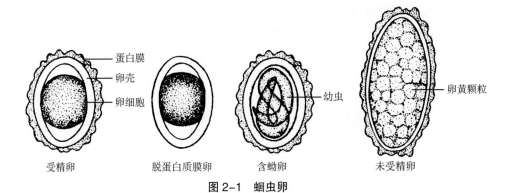

图 2-1　蛔虫卵

受精卵和未受精卵的蛋白质膜都容易脱落，观察时注意和其他虫卵区别，脱蛋白质膜受精卵尤其要注意与钩虫卵鉴别。

二、生活史

成虫寄生于人的小肠，雌雄虫交配后，雌虫产卵于肠腔，虫卵随宿主粪便排出体外污染土壤。

（一）土壤中的发育

受精卵在潮湿、荫蔽、氧气充足和温度适宜的土壤中，约经 10 天左右，卵内的卵细胞发育为幼虫，再经 1 周，卵内幼虫蜕皮 1 次，发育为感染期虫卵。感染期虫卵是蛔虫的感染阶段。

（二）人体内的发育

感染期虫卵被人误食后，在小肠内孵出幼虫，并侵入肠壁小静脉或淋巴管，随血液循到达肺部，穿过肺毛细血管进入肺泡，幼虫在此停留 10 天左右，蜕皮 2 次，再沿各级支气管、气管移行到咽部，随吞咽动作进入消化道，在小肠内，幼虫进行第 4 次蜕皮后，发育为成虫。自食入感染性虫卵到雌虫产卵约需 60~75 天。成虫在人体内存活时间通常为一年左右（图 2-2）。

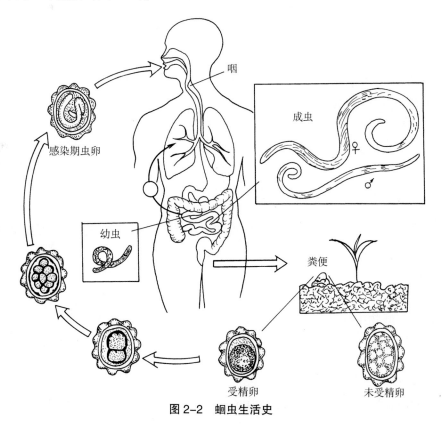

图 2-2　蛔虫生活史

三、致病性

（一）幼虫致病

幼虫在移行过程中，由于代谢产物的作用和虫体的机械刺激，引起机体不同程度的损伤和超敏反应，以肺部损伤最严重，患者可出现发热、咳嗽、哮喘、血痰以及血中嗜酸粒细胞比例增高等临床表现，多在1~2周内自行消散。

（二）成虫致病

成虫通过机械损伤、超敏反应及掠夺营养，导致宿主肠道功能障碍。患者以阵发性脐周疼痛最常见，伴食欲不振、恶心、呕吐、腹泻或便秘等。重度感染的儿童可表现营养不良，甚至发育障碍。由于虫体的分泌物、代谢产物的作用，患者可出现荨麻疹、血管神经性水肿等超敏反应的症状及烦躁不安、夜间磨牙等神经系统的症状。

蛔虫有好钻孔的习性，当人体发热、胃肠疾病、食入辛辣刺激性食物，以及进行不适当的驱虫治疗时，蛔虫容易钻入开口于肠壁上的各种管道，如胆道、胰管、阑尾等，分别引起胆道蛔虫症、蛔虫性胰腺炎，阑尾炎等。此外，由于大量成虫扭结成团，堵塞肠管，引起肠梗阻，是常见的并发症之一。

> **知识链接**
>
> 国外曾报道一例2岁女孩因大量感染蛔虫而死亡。尸检发现回肠内有蛔虫团块，导致肠扭转和肠坏死。检获908条虫体。台湾一患者，男，11岁，经手术取出蛔虫1806条，虫重4公斤。

四、实验诊断

（一）虫卵检查

蛔虫产卵量大，采用直接涂片法检查即可。必要时，采用沉淀集卵法或饱和盐水漂浮法，检出率更高。

（二）成虫检查

粪便、呕吐物中检获，手术从肠道或其他部位取出成虫，根据虫体的形态特征进行鉴定。

（三）试验性驱虫

对粪便中查不到虫卵，而临床表现疑似蛔虫病者，可进行试验性驱虫。

五、流行情况

蛔虫病呈世界性分布，尤其在温暖、潮湿和卫生条件差的热带和亚热带地区，人群感染较为普遍。我国蛔虫感染的特点是农村高于城市，儿童高于成人。人群感染普遍的原因是：①蛔虫产卵量大，平均每条雌虫每天可产虫卵24万个；②生活史简单，蛔虫卵在外界环境直接发育为感染期虫卵；③虫卵抵抗力强，在隐蔽的土壤或蔬菜上，虫卵可存活数月至数年，由于卵壳蛔甙层的保护，食醋、酱油或腌菜、泡菜的盐水，均不能将虫卵杀死；④饮食卫生习惯不良，如吃未洗净的瓜果、蔬菜、喝生水、玩泥土等均可误食虫卵；⑤粪便管理不当，使用未经无害化处理的粪便施肥，造成土壤、蔬菜的污染；⑥苍蝇、蟑螂及禽、畜机械性携带虫卵造成广泛性传播。

蛔虫的普遍感染与广泛流行，还与经济条件、生产方式、生活水平以及文化程度和卫生习惯等社会因素有密切关系。因此，发展经济、提高文化水平和养成良好的卫生习惯，可以使人群蛔虫的感染率大大降低。

六、防治原则

蛔虫的防治应采取综合措施。包括加强卫生宣传教育，加强粪便管理，注意饮食卫生和个人卫生，做到饭前洗手，不生食未洗净的蔬菜及瓜果，保护水源，不饮生水，消灭苍蝇和蟑螂，常用的驱虫药物有阿苯达唑、甲苯咪唑、左旋咪唑等。

第三节 毛首鞭形线虫

毛首鞭形线虫简称鞭虫，是常见的肠道寄生虫之一，成虫寄生于人体回盲部，引起鞭虫病。

一、形态

（一）成虫

虫体前3/5细长如毛发，后2/5明显粗短，形似马鞭。雌虫长30~50mm，尾端钝圆。雄虫长30~45mm，尾端向腹面卷曲1~3圈。雌雄生殖器官均为单管型（图2-3）。

（二）虫卵

呈腰鼓形或纺锤形，黄褐色，大小约（50~54）μm×（22~23）μm，卵壳较厚，两端各有一透明结节，内含卵细胞（图2-4）。

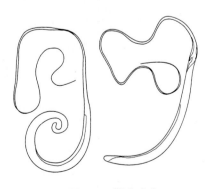

图2-3 鞭虫成虫

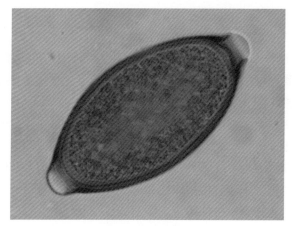

图 2-4　鞭虫卵

二、生活史

　　成虫主要寄生于人体回盲部，亦可寄生于结肠、直肠，甚至回肠下端。虫体前端钻入肠黏膜，以血液和组织液为食。雌、雄虫交配后，雌虫产卵，虫卵随粪便排出体外，在温暖、潮湿的泥土中，经 3~5 周发育为含幼虫的感染期虫卵。感染期虫卵随污染的食物或饮水被人误食，在小肠内孵出幼虫，并钻入肠黏膜摄取营养，约经 10 天发育，返回肠腔，再移行至回盲部发育为成虫。从摄入感染期虫卵到发育为成虫产卵约需 1~3 个月，一条雌虫每日可产卵 5000~20000 个。成虫寿命为 3~5 年，长者可达 8 年（图 2-5）。

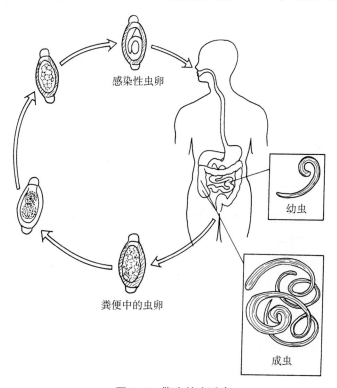

感染性虫卵

幼虫

粪便中的虫卵

成虫

图 2-5　鞭虫的生活史

三、致病性

鞭虫细长的前端插入肠黏膜甚至黏膜下层，导致肠黏膜充血、水肿、出血或溃疡。轻度感染者多无明显症状，重度感染者有腹痛、慢性腹泻、贫血、头晕及消瘦等表现，也可因大量虫体扭结成团导致急性盲肠梗阻。

四、实验诊断

粪便检出虫卵即可确诊。可采用粪便直接涂片法检查虫卵，因成虫产卵量少，检出率较低，可用沉淀集卵法或饱和盐水漂浮法以提高检出率。

五、流行和防治

鞭虫的分布、感染方式、流行因素和防治原则与蛔虫基本相同，常与蛔虫感染并存。但虫卵对低温、干燥的抵抗力较蛔虫卵低，感染率比蛔虫低。

治疗基本与蛔虫相同，但驱虫效果不及蛔虫，噻嘧啶与甲苯咪唑合用以提高疗效。

第四节　蠕形住肠线虫

蠕形住肠线虫简称蛲虫，儿童感染较为普遍，主要寄生于人体回盲部，引起蛲虫病。

一、形态

（一）成虫

虫体细小，呈线头状，乳白色，头端角皮膨大，形成头翼。雌虫较大，约（8~13）mm×（0.3~0.5）mm，虫体略呈纺锤形，中部膨大，两端较细，尾端直而尖细，其尖细部分约为虫体长的1/3；雄虫微小，仅为雌虫的1/5~1/3，大小约（2~5）mm×（0.1~0.2）mm，体后端向腹面卷曲呈"6"字形，尾端有一根交合刺（图2-6）。

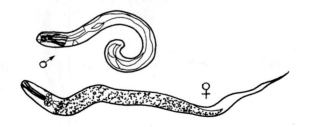

图2-6　蛲虫成虫

（二）虫卵

虫卵呈不规则椭圆形，一侧较平，一侧稍凸，形似柿核。卵壳较厚，无色透明，大小约为（50~60）μm×（20~30）μm。自虫体排出时，卵壳内含一蝌蚪期胚胎，数小时后发育为卷曲的幼虫（图2-7）。

二、生活史

成虫寄生于人体盲肠、结肠及回肠下段，以肠内容物、组织或血液为食。雌、雄虫交配后，雄虫很快死亡，雌虫移行到肛门外产卵，排卵后的雌虫多干枯死亡，但少数雌虫可由肛门移行返回肠腔。也可进入阴道、子宫、尿道、腹腔等部位，引起异位寄生。

粘附在肛门周围的虫卵，约经6小时，卵壳内幼虫发育成熟，即为感染期虫卵。当患儿用手抓挠肛门

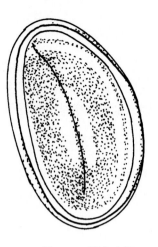

图2-7 蛲虫虫卵

时，感染期虫卵污染手指，经口造成自身感染；感染期虫卵也可散落在衣裤、被褥、玩具、食物上，经口或经空气吸入等方式使他人感染。在小肠内孵出幼虫，幼虫在结肠蜕皮、发育为成虫。自吞食感染期虫卵至雌虫发育成熟产卵约需2~6周。雌虫寿命一般为4周（图2-8）。

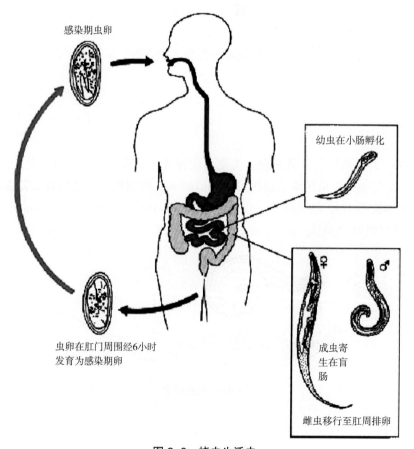

图2-8 蛲虫生活史

三、致病性

成虫寄生于肠道可造成肠黏膜损伤，轻度感染无明显症状，重度感染可引起营养不良和代谢紊乱。雌虫在肛门周围产卵、活动，引起肛门及会阴部皮肤瘙痒，是蛲虫病的主要症状，抓破后可继发感染。患者常表现为烦躁不安、失眠、食欲减退、夜惊、消瘦，婴幼儿患者表现为夜间反复哭闹、睡不安宁。长期反复感染，会影响儿童的健康成长。偶可侵入阑尾，引起阑尾炎。

知识链接

患儿，女，4岁，因肛门周围瘙痒7天来就诊，1周来患儿伴有烦躁不安、睡眠不佳、用手抓挠肛门。查体：肛门周围红肿。

问题：

1. 你认为该患儿可能患什么病？
2. 应采取什么方法确诊？
3. 你如何为她的家人提出有效的预防方法？

四、实验诊断

（一）虫卵检查

常采用透明胶纸法或棉签拭子法，于清晨解便前或洗澡前在肛门周围收集虫卵。此法操作简便，检出率高。

（二）成虫检查

雌虫常于夜间爬出肛门产卵，患儿熟睡后在肛门周围检获雌虫即可确诊。

五、流行情况

蛲虫病是一种常见的人体寄生虫病，呈世界性分布，一般城市高于农村，儿童高于成人，在托幼机构生活的儿童感染率更高。

患者和带虫者是唯一的传染源。感染方式有：①肛－手－口感染，由于肛周皮肤瘙痒，儿童抓挠搔痒，虫卵污染手指经口感染，是引起自身体外重复感染的主要方式；②间接接触感染，蛲虫卵抵抗力强，可污染玩具、地面、衣被等，手接触后经口感染；③吸入感染，飞扬在空气中的虫卵，被吸入鼻咽部，再经消化道而感染。

六、防治原则

加强卫生宣传教育，讲究卫生、饭前洗手、不吸吮手指、勤剪指甲、儿童尽早穿满裆裤，以防自身重复感染。湿扫地面、定期消毒玩具、注意家庭和托幼结构卫生，以免相互感染。常用治疗药物有甲苯咪唑、阿苯达唑等。外涂蛲虫膏、2%白降汞膏或龙胆紫，以止痒杀虫。

第五节　十二指肠钩口线虫和美洲板口线虫

寄生在人体的钩虫主要有十二指肠钩口线虫（简称十二指肠钩虫）和美洲板口线虫（简称美洲钩虫）。成虫寄生于人体小肠上段，引起钩虫病。钩虫病曾是严重危害人民健康的五大寄生虫病之一。

一、形态

（一）成虫

两种钩虫的形态相似。虫体细小，体长约 1cm 左右，半透明，活时肉红色，死后呈灰白色。虫体前端较细，顶端有一发达的口囊，由坚韧的角质构成。十二指肠钩虫的口囊呈扁椭圆形，其腹侧前缘有钩齿 2 对；美洲钩虫口囊呈椭圆形，其腹侧前缘有板齿 1 对（图 2-9）。头端两侧有头腺 1 对，开口于齿根部，可分泌抗凝物质。口囊与咽管相连，咽管壁肌肉发达。虫体前端向背面仰曲，形成钩状的体态而得名。两种钩虫成虫的鉴别要点见表 2-1。

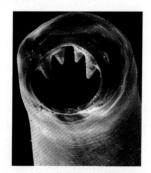
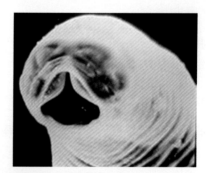

十二指肠钩虫口囊　　　　　　　　美洲钩虫口囊

图 2-9　钩虫的口囊

雄虫较小末端膨大为交合伞，雌虫比雄虫略大，末端呈圆锥形（图 2-10）。

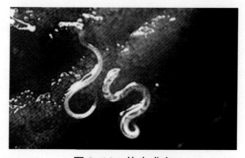

图 2-10　钩虫成虫

十二指肠钩虫和美洲钩虫的成虫可依据虫体的体态、口囊、交合刺形状来鉴别。

表 2-1 两种钩虫成虫的鉴别要点

鉴别要点	十二指肠钩虫	美洲钩虫
大小	雌虫（10~13）mm × 0.6mm 雄虫（8~11）mm ×（0.4~0.5）mm	（9~11）mm × 0.4 mm （7~9）mm × 0.3mm
体形	前端与尾端均向背面弯曲，略呈"C"形	前端向背面仰曲，尾端向腹面弯曲，略呈"S"形
口囊	腹侧前缘有 2 对钩齿	腹侧前缘有 1 对板齿
交合伞	撑开时略呈圆形	撑开时略呈扁圆形
背腹肋	远端分 2 支，每支再分 3 小支	基部分 2 支，每支再分 2 小支
交合刺	2 根交合刺末端分开	2 根交合刺末端合并，呈倒钩状

（二）虫卵

椭圆形，卵壳薄，无色透明。大小约为（56~76）μm ×（36~40）μm，随粪便排出时，卵内细胞多为 4~8 个，卵壳与卵细胞间有明显的空隙，应注意与脱蛋白质膜蛔虫卵相区别。若患者便秘或粪便放置过久，卵内细胞可继续分裂为多个，成为桑葚期甚至幼虫期（图 2-11）。十二指肠钩虫卵与美洲钩虫卵极为相似，不易区别。

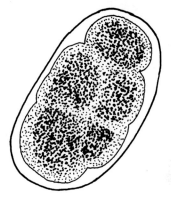

图 2-11 钩虫卵

二、生活史

两种钩虫的生活史基本相同，成虫寄生于人体小肠上段，借口囊内的钩齿或板齿咬附在肠黏膜上，以血液、组织液、肠黏膜为食。雌雄虫交配后，雌虫产卵，卵随粪便排出体外。

（一）土壤中的发育

虫卵在温暖、潮湿、荫蔽、富含氧气、肥沃、疏松的土壤中，约 24 小时后，第一期杆状蚴破壳孵出，以土壤中的细菌及有机物为食，再过 48 小时，脱皮发育为第二期杆状蚴。再经 1 周左右，进行第二次蜕皮发育为丝状蚴，丝状蚴是钩虫的感染阶段，又称感染期幼虫。

（二）人体内的发育

丝状蚴有明显的向温性、向湿性、向触性，与人体皮肤接触后，活动力显著增强，依靠其机械穿刺运动及酶的化学作用，经皮肤主动钻入皮下，进入小静脉或淋巴管，随血流经右心至肺，穿出毛细血管进入肺泡，幼虫经各级支气管、气管上行至咽部，一部分幼虫可随宿主的痰液被吐出，大部分幼虫随吞咽运动进入消化道。幼虫在小肠内迅速生长发育为成虫。自丝状蚴钻入皮肤至成虫交配产卵，一般需要 5~7 周。每条十二指肠钩虫日产卵约为 10 000~30 000 个，美洲钩虫约为 5000~10 000 个。成虫在人体内一般可存活 3 年左右，有报道十二指肠钩虫可活 7 年，美洲钩虫可活 15 年之久。（见图 2-12）

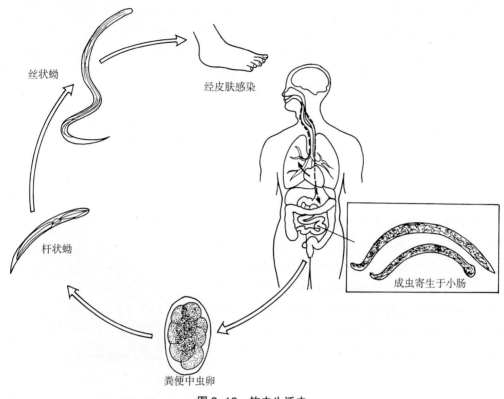

丝状蚴

经皮肤感染

杆状蚴

成虫寄生于小肠

粪便中虫卵

图 2-12   钩虫生活史

三、致病性

两种钩虫的致病作用相似，以成虫在小肠寄生对人体的危害最为严重。

（一）幼虫的致病性

1. **钩蚴性皮炎**   是钩虫感染者最常见的早期临床症状，丝状蚴侵入皮肤后，局部出现烧灼、针刺样和奇痒等感觉，3~5 天局部症状消失而自愈。

2. **钩蚴性肺炎**   丝状蚴侵入皮肤后 3~7 天，移行期幼虫随血流移行至肺，穿破微血管进入肺泡时，引起局部出血及炎症。患者可出现咳嗽、咳痰、痰中带血等症状。由于幼虫移行至肺部是一过性的，故症状常于数日到十余日自愈。

（二）成虫的致病性

1. **贫血**   钩虫对人体的危害主要是成虫引起的贫血，其原因是：①钩虫咬附在肠壁上，以血液为食；②头腺合成和分泌抗凝物质，使咬附部位伤口不断渗血；③虫体频繁更换咬附部位，造成更多伤口及渗血。由于慢性失血，铁和蛋白质不断丢失，导致缺铁性贫血。患者表现为皮肤、黏膜苍白、头晕、乏力、心慌、气促等，严重者出现贫血性心脏病，最后完全丧失劳动能力。

2. 消化道症状　成虫咬附肠黏膜，造成肠黏膜散在出血点及小溃疡。患者初期表现为食欲亢进、上腹部不适及隐痛，后期表现为食欲减退、恶心、呕吐、腹痛、腹泻或便秘等症状。重度感染者表现为便潜血阳性，甚至可见柏油样黑便、血便。

3. 异嗜症　有少数患者出现喜食生米、生豆、茶叶，甚至泥土、瓦片、煤渣、破布等异常表现，称为"异嗜症"。可能与铁质的消耗有关，给病人铁剂后，症状自行消失。

婴幼儿钩虫病，最常见的症状为解柏油样黑便、腹泻、食欲减退等。儿童严重感染可致发育障碍。妇女严重感染可引起停经、流产等。

四、实验诊断

（一）虫卵检查

常用方法有粪便直接涂片法、饱和盐水漂浮法和改良加藤法等。①直接涂片法，简便易行，但轻度感染者容易漏诊。②饱和盐水漂浮法是诊断钩虫感染最常用的方法，检出率比直接涂片法高 5~6 倍。③改良加藤法是定量检测法，用以判断感染的程度、疗效评估及实验室诊断和流行病学调查。

（二）钩蚴培养

钩蚴培养法检出率高于饱和盐水漂浮法，在光学显微镜下可观察幼虫形态并鉴定虫种，因培养只需 5~6 天，常用于流行病学调查。

此外，在流行地区患者如有咳嗽、哮喘等症状者，也可作痰液检查，如查出钩蚴可明确诊断。

五、流行情况

钩虫病呈世界性分布，多见于热带和亚热带地区。我国除干寒地区外，各地均有流行。发病率南方高于北方，农村高于城市，北方以十二指肠钩虫为主，南方则以美洲钩虫为主，但混合感染极为普遍。

患者和带虫者是钩虫病的传染源，人体主要因接触污染的土壤而感染。钩虫病的流行与自然环境、种植作物、生产方式及生活条件等因素有密切关系。常因接触被丝状蚴污染的土壤而感染。因此，用未经无害化处理的新鲜粪便施肥；农民赤脚、赤手在田间劳作；矿井由于温度高、湿度大，有利于钩虫的传播，易造成矿工感染；生吃被丝状蚴污染的蔬菜，饮用含丝状蚴的生水，均可引起感染。

六、防治原则

搞好卫生宣传教育，加强个人防护，注意饮食卫生，不吃未洗净的蔬菜，不喝生水；改善劳作方式，减少皮肤接触泥土的机会，必要时涂抹防护剂，对预防感染有一定作用。加强粪便管理，不用未经无害化处理的人粪施肥，不随地大便。普查普治患者和带虫者，常用驱虫药物有甲苯咪唑、左旋咪唑、阿苯达唑等。

第六节　班氏吴策线虫和马来布鲁线虫

在我国，寄生于人体的丝虫有班氏吴策线虫（简称班氏丝虫）和马来布鲁线虫（简称马来丝虫）两种。成虫寄生于人体淋巴系统，引起丝虫病。丝虫病曾是我国五大寄生虫病之一。

一、形态

（一）成虫

两种丝虫成虫形态相似，虫体细长如丝线，体表光滑，乳白色，班氏丝虫大于马来丝虫，一般不易查到。

（二）微丝蚴

雌虫产出的幼虫称为微丝蚴。微丝蚴呈细丝状，无色透明，头端钝圆，尾端尖细，活时作蛇样运动。直径与人红细胞相近，能在毛细血管内运行。经染色后，可清楚地观察到外被鞘膜，体内有多个呈圆形或椭圆形的体核；头端无体核区称头间隙；马来微丝蚴尾端有 2 个尾核（图 2-13）。微丝蚴的自然体态、头间隙、体核排列及有无尾核，是两种微丝蚴的鉴别要点（表 2-2）。

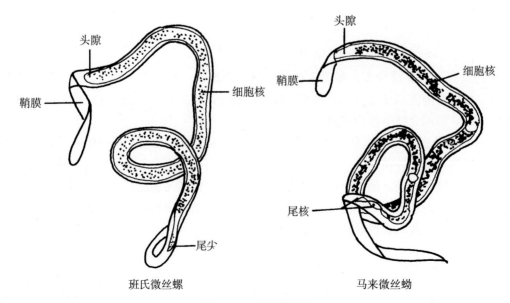

班氏微丝蚴　　　　马来微丝蚴

图 2-13　丝虫微丝蚴

表 2-2 班氏微丝蚴与马来微丝蚴鉴别要点

	马来微丝蚴	班氏微丝蚴
大小（μm）	（244~296）×（5.3~7.0）	（177~230）×5~6
体态	柔和，弯曲较大，无小弯	硬直，大弯上套小弯
头间隙（长∶宽）	较短（1∶1 或 1∶2）	较长（2∶1）
体核	呈圆形或椭圆形，各核分开，大小和分布均匀，清晰可数	椭圆形，大小不等，排列紧密，分布不均匀，常互相重叠，不可数
尾核	无	有 2 个，前后排列，尾核处角皮略膨大

二、生活史

班氏丝虫和马来丝虫的生活史相似。包括在终宿主人体内的发育和在中间宿主蚊体内的发育。

（一）在蚊体内的发育

蚊既是丝虫的终宿主，又是传播媒介。成虫寄生于人体淋巴系统内，以淋巴液为食。雌、雄虫交配后，雌虫产出的微丝蚴随淋巴液经胸导管进入血液循环。当蚊叮咬带有微丝蚴的患者或带虫者时，微丝蚴随血液进入蚊胃，经数小时，脱去鞘膜，穿过胃壁进入胸肌，在胸肌内经 2~4 天发育，虫体缩短变粗，形成腊肠蚴。继续发育，蜕 2 次皮发育为细长的丝状蚴，即为丝虫的感染阶段。丝状蚴离开胸肌，钻入蚊体各部，多数到达下唇，当蚊再次叮咬人吸血时侵入人体。

（二）在人体内的发育

人为丝虫的中间宿主。当感染丝状蚴的蚊虫吸血时，丝状蚴侵入人体，并迅速进入附近的小淋巴管内，再移行到大淋巴管及淋巴结，在此经两次蜕皮发育为成虫。雌雄虫交配，雌虫产出微丝蚴，大多数随淋巴液进入血液循环。从丝状蚴侵入人体到血液中查到微丝蚴，班氏丝虫需 3~5 个月，马来丝虫需 2~3 个月。成虫寿命为 4~10 年，长者可达 40 年；微丝蚴寿命为 2~3 个月，个别可达 2 年（图 2-14）。

两种丝虫成虫寄生于淋巴系统的部位不同，马来丝虫寄生于上、下肢浅部淋巴系统，多见于下肢；班氏丝虫除寄生于浅部淋巴系统外，多寄生于深部淋巴系统，见于下肢、阴囊、精囊、腹股沟、腹腔、肾盂等处。

人体内的微丝蚴，白天滞留在肺毛细血管内，夜间出现于外周血液循环中，这种在外周血液循环中昼伏夜出的现象称为微丝蚴的夜现周期性。夜现高峰时间，班氏微丝蚴为晚 10 时至次日 2 时，马来微丝蚴为晚 8 时至次日 4 时。

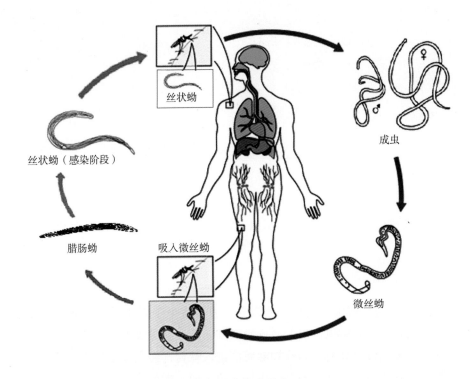

丝状蚴

丝状蚴（感染阶段）

腊肠蚴

吸入微丝蚴

成虫

微丝蚴

图 2-14　丝虫的生活史

三、致病性

丝虫的致病作用以成虫为主，发病过程分为急性期和慢性期。

（一）急性期

以过敏和炎症反应为主。虫体的分泌物、代谢物及死亡虫体的分解产物等可引起局部或全身的过敏反应和炎症反应。临床出现淋巴结炎、淋巴管炎及丹毒样皮炎等。淋巴管炎发作时可见离心性红线，俗称"流火"，上下肢均可发生，但多见于下肢。丹毒样皮炎为皮肤浅表微细淋巴管炎所致，皮肤表现为弥漫性红肿，状似丹毒，表面光亮，有局部压痛及灼热感，多见于小腿中下部的内侧。淋巴结炎表现为局部红肿压痛。班氏丝虫寄生于阴囊内的淋巴管还可引起精索炎、睾丸炎、附睾炎。患者在出现局部症状的同时常伴有畏寒、发热、关节酸痛等全身症状，称丝虫热。

（二）慢性期

由于淋巴管阻塞所致。急性炎症反复发作，淋巴管内皮细胞增生，炎细胞浸润，使管腔变窄或阻塞，再加死亡成虫和微丝蚴性肉芽肿导致的淋巴管栓塞，使淋巴液回流受阻，引起淋巴管曲张、破裂，淋巴液流入周围组织，引起淋巴液肿。由于阻塞部位不同，患者产生的临床表现各异。

1. **象皮肿** 是晚期丝虫病最多见的体征。积聚于皮下组织的淋巴液反复刺激，纤维组织增生，局部皮肤增厚、变粗、变硬似大象皮肤。多见于下肢和阴囊，也可发生在上肢、阴茎、阴唇、阴蒂、乳房等部位。象皮肿患者外周血液中不易查到微丝蚴。

2. **睾丸鞘膜积液** 阻塞发生在精索、睾丸淋巴管时，淋巴液流入鞘膜腔，引起睾丸鞘膜积液。睾丸鞘膜积液在班氏丝虫病中较常见，积液中可查到微丝蚴。

3. **乳糜尿** 由于胸导管以下、腰干以上的淋巴管阻塞，使小肠吸收来的乳糜液回流受阻，造成腰干淋巴压力代偿性增高，从而经侧枝流入肾淋巴管，相关淋巴管曲张破裂，乳糜液流入肾盂，混于尿中排出，发生乳糜尿。乳糜尿沉淀物中可查到微丝蚴。

此外，丝虫还可引起乳糜腹水、乳糜心包积液、乳糜胸水等病。

四、实验诊断

（一）病原检查

1. **血液中微丝蚴检查** 由于微丝蚴有夜现周期性，采血时间以晚上 9 时至次晨 2 时为宜。

（1）**厚血膜法** 是检查微丝蚴的常用方法。取末梢血 3 大滴涂成厚膜，干后用蒸馏水溶血，不染色或染色后镜检。

（2）**新鲜血滴法** 常用于教学和卫生宣传教育活动。取末梢血 1 大滴滴于载玻片上的生理盐水中，加盖玻片后镜检，观察微丝蚴的活动情况。

（3）**海群生白天诱出法** 用于夜晚采血不便者。白天口服海群生，30~90 分钟后采血检查，但轻度感染者容易漏诊。

2. **体液和尿液查微丝蚴** 取乳糜尿、鞘膜积液、淋巴液、腹水、胸水、心包积液等体液，经离心沉淀，取沉渣涂片检查。

（二）免疫诊断

由于感染早期、轻度感染或晚期丝虫病患者，血液及体液不易查到微丝蚴，可用免疫学方法作为辅助诊断。常用方法有间接血凝试验、间接荧光抗体试验和酶联免疫吸附试验等。

五、流行情况

丝虫病呈世界性分布，主要流行于热带及亚热带。我国主要流行于中、南部的省市自治区，经大力防治，目前我国已基本消灭丝虫病。

血中带有微丝蚴的丝虫病患者及带虫者是传染源。仅有丝虫病临床表现而无微丝蚴血症者，无传染源作用。我国传播丝虫病的蚊种主要是库蚊和按蚊。人对丝虫普遍易感。

影响丝虫病流行的因素有温度、湿度、雨量、地理环境等，这些因素既影响蚊虫的孳生，也影响丝虫在蚊体内的发育。因此，气温偏高、雨量充沛的季节有利于丝虫病的传播。

六、防治原则

加强流动人口的管理和监测。采取物理、化学和生物的综合措施防蚊灭蚊，加强蚊媒的监测。在流行地区要定期进行普查普治，及时发现患者和带虫者并及时治疗，基本治疗药物是海群生和呋喃嘧酮。全民食用海群生食盐以预防丝虫病的流行。

对象皮肿患者还可采用中医中药、绑扎疗法或烘绑疗法治疗。对阴囊象皮肿及鞘膜积液患者，多采用外科手术治疗。乳糜尿患者，轻者经休息可自愈；严重者行淋巴管－血管吻合术治疗。

第七节　旋毛形线虫

旋毛形线虫又称旋毛虫，成虫寄生于人及多种哺乳动物的小肠，幼虫寄生于同一宿主的肌肉内，引起旋毛虫病。严重感染时可致患者死亡。

一、形态

（一）成虫

虫体细小，乳白色，前细后粗，雌虫长约为 3~4mm，雄虫长约为 1.4~1.6mm。雌、雄生殖器官均为单管型，子宫较长，充满虫卵，前段虫卵内含分裂的卵细胞，后段则孵化为幼虫。

（二）幼虫囊包

幼虫囊包是幼虫寄生于宿主横纹肌内形成的梭形囊包，其长轴与肌纤维平行，大小约为（0.25~0.5）mm ×（0.21~0.42）mm。一个幼虫囊包内含 1~2 条卷曲的幼虫，偶见 6~7 条（图 2-15）。

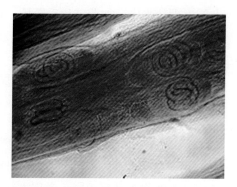

图 2-15　旋毛虫囊包

二、生活史

旋毛虫成虫寄生于宿主小肠上段，幼虫则寄生于同一宿主的横纹肌内，形成幼虫囊包。整个发育过程无外界自由生活阶段，但完成生活史必须转换宿主。除人外，猪、犬、鼠、猫、熊、野猪、狼、狐等家养和野生哺乳动物均可成为其宿主。

当人或动物食入含活幼虫囊包的肉类后，幼虫在十二指肠及空肠上段逸出，并钻入肠黏膜，24 小时后返回肠腔，在感染后的 48 小时内，即可发育为成虫。雌、雄虫交配后，雌虫重新侵入肠黏膜，5~7 天后，雌虫产出幼虫。幼虫侵入局部小淋巴管或小血管，随血液循环到达宿主全身各组织、器官，但只有到达横纹肌的幼虫才能继续发育，侵入部位多是活动较多、血液供应丰富的肌肉，如腓肠肌、膈肌、胸肌、肋间肌等，约在感染后 1 个月，幼虫周围纤维性组织增生形成梭形囊包，幼虫囊是旋毛虫的感染阶段。如无进入新宿主的机会，半年后囊包开始钙化，囊内幼虫随之死亡，少数钙化的囊包内的幼虫可存活数年。每条雌虫一生可产幼虫 1500~2000 条。雌虫寿命为 1~4 个月（图 2-16）。

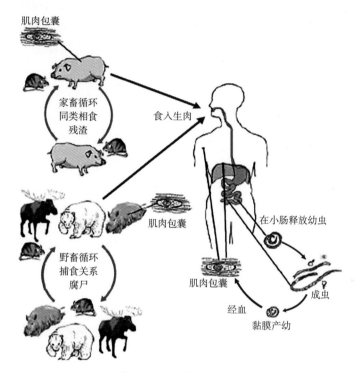

图 2-16　旋毛虫生活史

三、致病性

旋毛虫的致病与食入幼虫囊包的数量、囊内幼虫活力、幼虫侵犯部位及宿主的免疫力有关。轻者无症状，重者临床表现复杂，甚至引起死亡。旋毛虫的致病过程分三期：

（一）侵入期

又称肠型期，幼虫对肠壁组织的侵袭及成虫以肠黏膜为食，使小肠上段出现黏膜充血、水肿、出血及浅表溃疡。患者表现为恶心、呕吐、厌食、腹痛、腹泻等胃肠道症状，有的伴乏力、低热等全身反应，病程约 1 周。

（二）幼虫移行期

又称肌型期，幼虫移行时的机械性损害、分泌物的毒性作用及变应原作用，可引起全身性血管炎、水肿、发热、血液中嗜酸性粒细胞增多等。幼虫大量侵入横纹肌，引起肌纤维变性、肿胀、排列紊乱、横纹消失、肌细胞坏死、炎细胞浸润等病理变化。患者表现为发热、全身肌肉酸痛、压痛，尤以腓肠肌、膈肌、胸肌、肋间肌明显。患者可因心力衰竭、毒血症、呼吸道并发症等死亡。此期病程约 3 周。

（三）囊包形成期

为受损细胞的修复过程。随着虫体长大，所寄生部位的肌细胞膨大呈纺锤状，形成梭状肌腔，幼虫在腔内卷曲呈 "U" 形或螺旋形，由于结缔组织的增生形成囊壁，成为梭形囊包。随着囊包的形成，囊包内的幼虫最终钙化，急性炎症消退，患者全身症状逐渐减轻，但病人仍消瘦、乏力，肌痛也将持续数月。严重者可呈恶液质。

四、实验诊断

旋毛虫病的临床表现复杂，临床诊断比较困难。因此在诊断过程中应注意流行病学调查，患者有无生食或半生食肉类史。从患者肌肉内活检出幼虫囊包为确诊依据。血清学方法可辅助诊断。

（一）病原学检查

取患者疼痛的肌肉活组织压片或切片镜检，也可人工消化后取沉渣镜检，观察有无幼虫囊包，因取材局限，检出率仅 50%，如发现肌纤维横纹消失和间质性水肿等病变有助于诊断。患者吃剩的肉也可采用同法检查。

（二）免疫学诊断

对早期感染者、轻度感染者及病原学检查阴性者，采用血清学方法检测患者血清中的特异性抗体或循环抗原，作为该病的辅助诊断。常用的方法有：皮内试验、酶联免疫吸附试验、间接血凝试验等。目前，以酶联免疫吸附试验较为常用。

五、流行与防治

旋毛虫病是一种人畜共患的寄生虫病，人体感染是食入含有活幼虫囊包而引起。广泛流行于世界各地，欧美发病率高。我国各地均有旋毛虫病的病例报道。其中云南、河南、东北三省有过暴发流行，近几年各地发病人数有增多的趋势。

加强卫生宣传教育，改变食生肉或半生肉类的习惯。加强食品卫生管理，严格执行肉类检疫制度，严禁未经检疫的肉类上市。改善养猪方法，捕杀鼠类。治疗病人首选阿苯达唑，对成虫、幼虫都有杀灭作用，甲苯咪唑也有较好的治疗效果。

附：其他线虫

一、美丽筒线虫

美丽筒线虫寄生在多种哺乳动物体内，特别是反刍动物的口腔与食管黏膜和黏膜下层，偶可寄生于人体，引起美丽筒线虫病。

成虫细长，乳白色，体表有明显的横纹及表皮突起，并有波浪状侧翼，一直伸展至虫体后端表皮突起的终止处。雌虫大小为（32.0~68.8）mm×（0.2~0.37）mm，尾端呈圆锥状。雄虫大小为（21.00~30.68）mm×（0.16~0.23）mm，有明显的膜状尾翼及 1 对长短不等的交合刺。

虫卵呈椭圆形，大小为（50~70）μm×（25~45）μm，壳厚而透明，内含 1 个幼虫。

寄生于动物体内的雌、雄虫交配后，雌虫产出的含幼卵由黏膜破损处进入消化道，随粪便排出。若被甲虫、蜚蠊等吞食，在其消化道内孵出幼虫，穿过肠壁进入体腔发育为囊状的感染期幼虫。人和其他哺乳动物食入含此期的幼虫的昆虫后，幼虫逸出，钻入消化道黏膜，再移行至食管、咽、口腔等处的黏膜内，约经 2 个月发育为成虫。雌虫在人体一般不产卵。成虫在人体内的寿命约 1 年半。

成虫在口腔、咽、食管黏膜及黏膜下层寄生，局部可见白色线状隆起，患者有局部痒痛、异物爬行感、麻木感，血液中嗜酸性粒细胞增多等。从病变黏膜处取出虫体镜检可确诊。

动物感染呈世界性。防止感染主要是注意饮食卫生。治疗方法是挑破寄生部位的黏膜取出虫体。

二、广州管圆线虫

广州管圆线虫引起广州管圆线虫病，已被列为国家新发传染病。

它主要寄生于鼠类肺动脉及右心内的线虫，中间宿主包括褐云玛瑙螺、皱疤坚螺、短梨巴蜗牛、中国圆田螺、福寿螺等。广州管圆线虫多存在于陆地螺、淡水虾、蟾蜍、蛙、蛇等动物体内，如果人不经煮熟就吃，很容易招惹上广州管圆线虫感染寄生虫病。以前这种病主要分布在南方，近年"南病北移"现象很明显。广州管圆线虫幼虫可进入人脑等器官，使人发生急剧的头痛，伴有恶心呕吐、颈项强直、活动受限、抽搐等症状，重者可导致瘫痪、死亡。病情严重者可致死亡，或留有后遗症。

广州管圆线虫病的预防，主要是不吃生或半生的螺类或鱼类，不吃生菜、不喝生水；还应防止在加工螺类的过程中受感染。

小　结

虫种	成虫形态	虫卵（或幼虫）形态	寄生部位	排卵方式	中间宿主（或发育环境）	感染阶段	感染方式	检查方法
蛔虫	形似蚯蚓	椭圆形，内含卵细胞或卵黄颗粒	小肠	粪便	土壤	感染期虫卵	经口	直接涂片法成虫检查
鞭虫	形似马鞭	腰鼓形，内含一个卵细胞	回盲部	粪便	土壤	感染期虫卵	经口	饱和盐水漂浮法沉淀集卵法

续 表

虫种	成虫形态	虫卵（或幼虫）形态	寄生部位	排卵方式	中间宿主（或发育环境）	感染阶段	感染方式	检查方法
蛲虫	白色线头样	柿核状，内含虫胚或幼虫	回盲部	肛周	肛周	感染期虫卵	经口	透明胶纸法 棉签拭子法
钩虫	细小，肉红色	椭圆形，内含4~8个卵细胞	小肠上端	粪便	土壤	丝状蚴	皮肤	饱和盐水漂浮法 改良加藤法 钩蚴培养法
丝虫	细长如丝线	细丝状	淋巴系统	蚊虫叮咬	蚊	丝状蚴	皮肤	厚血膜法 新鲜血滴法
旋毛虫	细小线状	幼虫囊包呈梭形	小肠、肌肉		多种动物	幼虫囊包	经口	肌肉活组织压片 肌肉活组织切片

同步训练

一、名词解释

夜现周期性

二、简答题

1. 列表比较人体常见寄生线虫。

虫种	寄生部位	排卵方式	中间宿主（或发育环境）	移行	感染阶段	感染方式
蛔虫						
鞭虫						
蛲虫						
钩虫						
丝虫						
旋毛虫						

2. 简述蛔虫病流行范围广、感染率高的原因。

3. 食入新鲜粪便中的受精蛔虫卵，能否引起蛔虫病？为什么？

4. 粪便中未检出蛔虫卵能否排除感染蛔虫？为什么？

5. 钩虫病人的主要临床表现有哪些？

6. 蛲虫病为何难以彻底治愈？

7. 简述钩虫引起贫血的机理。

第三章 吸 虫 纲

 知识要点

1. 掌握常见吸虫的形态、生活史和实验诊断。
2. 熟悉常见吸虫的致病性。
3. 了解常见吸虫的流行特点和防治原则。

第一节 概 述

吸虫属于扁形动物门的吸虫纲。寄生人体的吸虫有 30 多种，属于复殖目，故称复殖吸虫。吸虫种类繁多，大小悬殊，形态各异，但均为营寄生生活，基本结构及发育过程相似。

一、分类

在人体寄生的吸虫有 30 余种。我国常见的吸虫有华支睾吸虫、布氏姜片吸虫、卫氏并殖吸虫、斯氏狸殖吸虫、日本血吸虫等。

二、形态

（一）成虫

多数呈叶状或长舌状，两侧对称，背腹扁平。有的为圆柱形，大小因种而异，长度从 0.5mm 到 75mm 不等。有口吸盘与腹吸盘，吸盘肌肉发达，具有吸附和移动作用。内部结构如下（图 3-1）：

1. 消化系统 不完整，有口，多无肛门。由口、咽、食管和肠管组成。肠管通常分为左右两个肠支，沿虫体向后延伸，末端为盲端，无肛门。

2. 生殖系统　除裂体吸虫外，都具有雌雄两性的生殖器官，称为雌雄同体。雄性生殖系统由睾丸、输出管、输精管、储精囊、前列腺、射精管或阴茎、阴茎袋等组成。雌性生殖系统由卵巢、输卵管、卵膜、梅氏腺、受精囊、劳氏管、卵黄腺、卵黄管、总卵黄管、卵黄囊、子宫、子宫末段等组成。雌雄生殖系统的末端均开口在生殖孔。

3. 排泄系统　位于虫体两侧，为对称的管状系统，最小起始单位为焰细胞，焰细胞→毛细管→集合管→排泄囊→排泄孔→体外，排泄孔位于虫体后端。

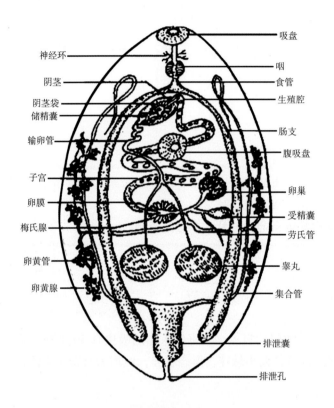

图 3-1　吸虫成虫形态结构模式图

（二）虫卵

多呈椭圆形，多数有卵盖，有的内含 1 个卵细胞和多个卵黄细胞，有的内含 1 个毛蚴。

三、生活史

吸虫的生活史复杂，包括卵、毛蚴、胞蚴、雷蚴、尾蚴、囊蚴、童虫与成虫等发育阶段，具有世代交替（有性世代和无性世代）和宿主转换（中间宿主和终宿主）现象。无性世代一般在淡水螺（中间宿主）体内进行，有性世代大多在脊椎动物（终宿主）体内进行。多数吸虫需要 1~2 个中间宿主，第一中间宿主均为淡水螺，第二中间宿主为其他水生动物。卵随宿主的粪便或痰液排出，落入淡水中，借助中间宿主发育至感染阶段，多数吸虫的感染阶段为囊蚴，经口感染，而血吸虫的感染阶段为尾蚴，经皮肤感染。成虫均寄生于人（终宿主）和其他脊柱动物（保虫宿主）体内。

第二节 华支睾吸虫

华支睾吸虫又称肝吸虫。成虫寄生于肝胆管内，可引起华支睾吸虫病（肝吸虫病）。我国先后在湖北省江陵县的西汉古尸和战国楚墓古尸中发现此种虫卵，证明华支睾吸虫早在 2300 年前就存在于我国。

一、形态

（一）成虫

体形狭长，背腹扁平，前端尖细，后端略钝，葵花子仁状，活虫呈肉红色，死后呈灰白色。虫体大小一般为（10~25）mm×（3~5）mm。口吸盘略大于腹吸盘，后者位于虫体前端 1／5 处。消化道的前部有口、咽及短的食管，然后分叉为两肠支伸至虫体后端。两个睾丸呈分支状前后排列于虫体后端 1／3 处是该虫的主要特征之一，从睾丸各发出一支输出管，约在虫体的中部汇合为输精管，向前逐渐膨大形成储精囊。储精囊接射精管开口于生殖腔。卵巢边缘分叶，位于睾丸之前，受精囊在睾丸和卵巢之间，呈椭圆形。劳氏管细长，弯曲，开口于虫体背面。输卵管的远端为卵模，周围为梅氏腺。子宫从卵模开始盘绕而上，开口于腹吸盘前缘的生殖腔（图 3-2-A、B）。

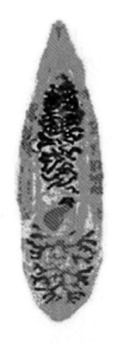
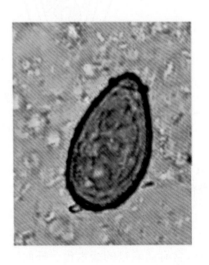

图 3-2-A 华支睾吸虫成虫和虫卵

（二）虫卵

形状似芝麻粒，黄褐色，内有成熟的毛蚴。大小平均为 $29 \times 17 \mu m$，前端较窄且有盖，盖周围的卵壳增厚、形成肩峰，后端钝圆，有一小疣状突起（图 3-2-A、B）。

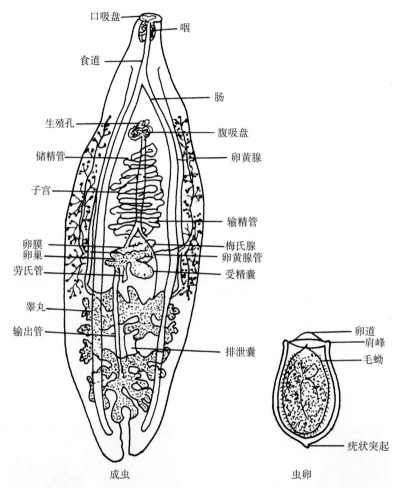

图 3-2-B 华支睾吸虫成虫和虫卵模式图

二、生活史

成虫寄生于人或哺乳动物的肝胆管内（图 3-3）。成虫产出的虫卵随胆汁进入消化道混于粪便排出，在水中被第一中间宿主沼螺或豆螺（图 3-4）吞食后，在其消化道孵出毛蚴，毛蚴穿过肠壁在螺体内，经胞蚴、雷蚴发育成大量尾蚴。成熟的尾蚴逸出螺体进入水中，遇到第二中间宿主淡水鱼、虾，则侵入鱼虾肌肉等组织发育为囊蚴。人或狗、猫等因食入含有活囊蚴的淡水鱼、虾而感染。囊蚴在十二指肠内经消化液作用脱囊成童虫。一般认为童虫沿胆汁逆流而行，经胆总管至肝胆管，通常在人感染后 1 个月左右，发育为成虫。成虫寿命约 20~30 年。

知识链接

肝吸虫与饮食

　　肝吸虫囊蚴多存在于淡水鱼虾的脊背部分和尾部，而"鱼生"则是取淡水鱼脊背部分的肉，因此感染率更高。

　　肝吸虫囊蚴在 75 度的酒精中能耐受超过 24 小时，因此喝烈酒不能杀死生鱼、生虾中肝吸虫的囊蚴；囊蚴对调味品的抵抗力比较强，在酱油内（含氯化钠 19.3%）能耐受 5 小时，在食醋中（含醋酸 3.36%）能耐受 2 小时。厚度 1mm 含囊蚴的鱼肉片，在 90℃ 和 60℃ 水中，囊蚴分别在 1 秒钟或 10 秒钟内全部死亡。

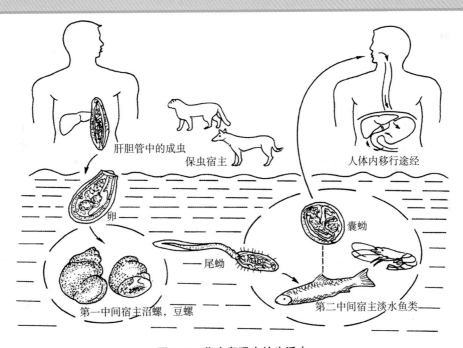

图 3-3　华支睾吸虫的生活史

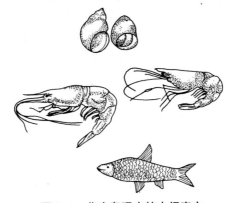

图 3-4　华支睾吸虫的中间宿主

三、致病性

华支睾吸虫病的危害性主要是患者的肝受损，病变主要在肝的次级胆管，是虫体的代谢产物作用及活动时产生机械刺激的结果。轻度感染或感染的初期病变并不明显。重度感染并经过相当长的时间后，胆管上皮增生、局限性的扩张，管壁增厚，肝细胞萎缩、变性。大量的虫体可引起阻塞、胆汁滞留、胆石症，如合并细菌感染可引起胆管炎和胆管肝炎。慢性感染可有大量的结缔纤维组织增生，导致肝硬化。华支睾吸虫感染与胆管上皮癌、肝细胞癌的发生有一定关系。

临床症状与感染轻重和病变程度有关，以疲乏、上腹不适、消化不良、腹痛、腹泻、肝区隐痛、头晕等较为常见，但许多感染者并无明显症状。严重感染者晚期可有肝肿大、腹水，儿童严重感染可引起发育不良，甚至侏儒症。

四、实验诊断

（一）病原检查

检获虫卵是确诊的主要依据。

取粪便或十二指肠引流液检查虫卵。因虫卵小，粪便直接涂片法检出率低，易漏诊，以加藤法、乙醚蚁醛法检出率为最高，其次为氢氧化钠消化法、水洗沉淀法。十二指肠引流液进行离心沉淀检查，检出率接近100%，但患者痛苦大，技术较复杂，故不常用。

（二）免疫诊断

可用于普查筛选和临床辅助诊断。

常用方法有皮内试验（检出率97.7%）、酶联免疫吸附试验（检出率93.1%）、间接血凝试验（检出率92.2%）等。

五、流行

（一）分布

华支睾吸虫人体感染主要分布于东南亚，如中国、日本、朝鲜、越南等国家。我国除青海、甘肃、宁夏、新疆、内蒙古、西藏等尚无报道外，已有25个省、市、自治区有不同程度流行，以广东、广西两省最为严重，其次是台湾、黑龙江、吉林和辽宁的朝鲜族。人群感染率在0.11%~46.1%不等，一般在5%~15%之间。

（二）流行因素

本病的流行与传染源的多少，河流、坑塘的分布，水源受粪便污染的程度，中间宿主的种类和数量，以及当地的气温、居民的饮食习惯等因素密切相关。

患者、带虫者和保虫宿主是重要的传染源。保虫宿主目前已知的有猫、犬、猪、狐等哺乳动物，以猫、犬、猪的感染率较高。在我国，较常见的第一中间宿主淡水螺的种类很多，常见的有纹沼螺、长角涵螺和赤豆螺等。第二中间宿主主要是淡水鲤科鱼类，如白鲩（草鱼）、黑鲩（青鱼）、鳊鱼、大头鱼、鲮鱼、鲫鱼及鲤鱼等。野生小型鱼类如麦穗鱼感染率较高。淡水虾如细足米虾、巨掌沼虾等可有囊蚴寄生。在流行区，由于粪便管理不善，在鱼塘边上建厕所，甚至把粪便作为鱼饲料，增加了虫卵入水发育的机会。

华支睾吸虫病流行的关键因素是当地人群有吃生的或未煮熟的鱼肉的习惯。如广东居民喜食"鱼生"、"鱼生粥"或"醉虾"；朝鲜族居民以活鱼下酒；福建、海南居民喜食生虾等，均易造成感染。此外，使用切过生鱼的刀及砧板切熟食物品，用盛过生鱼的器皿盛熟食品，抓鱼后不洗手或用口叼鱼等也有使人感染的可能。

知识链接

张某，男，38岁，广东省某市人，因上腹不适、腹痛、腹泻入院；患者自述有多年食"鱼生""虾生"史；查体见肝、脾大；经粪便检查查出华支睾吸虫虫卵。

讨论：

1. 此人最有可能是什么疾病？

2. 与其饮食习惯有关吗？

六、防治原则

1. 大力做好卫生宣传教育，不吃生的或不熟的鱼虾。切生、熟食物的砧板分开使用。也不用生鱼喂猫、犬。

2. 合理处理粪便，改变养鱼的习惯，是预防华支睾吸虫病传播的重要措施。

3. 积极查治患者和感染者，首选药为吡喹酮。

此外，结合生产的需要，清理塘泥、消毒鱼塘，对杀灭螺类有一定效果。

第三节　布氏姜片虫

布氏姜片虫简称姜片虫，成虫寄生于人或猪的小肠内的大型吸虫，引起姜片虫病。我国在1600多年前已有关于姜片病的记载。

一、形态

（一）成虫

长椭圆形、肥厚，活虫体呈肉红色，背腹扁平，前窄后宽，长20~75mm，宽8~20mm，厚0.5~3mm，体表有体棘，为人体中最大的吸虫。口吸盘近体前端，直径约

0.5mm，腹吸盘靠近口吸盘后方，漏斗状，肌肉发达，较口吸盘大 4~5 倍，肉眼可见。咽和食管短，肠支呈波浪状弯曲，向后延至虫体末端；睾丸两个，高度分支呈珊瑚状，前后排列于虫体的后半部。阴茎袋呈长袋状。卵巢分支。子宫盘曲在卵巢和腹吸盘之间。缺受精囊，有劳氏管。卵黄腺颇发达，分布于虫体的两侧。生殖孔位于腹吸盘的前缘（图 3-5 ）。

（二）虫卵

呈椭圆形，淡黄色，大小为（130~140）μm×（80~85）μm，是人体常见寄生虫虫卵中体积最大者。卵壳薄而均匀，一端有不明显的卵盖。卵内含一个卵细胞，卵黄细胞约 20~40 个（图 3-5）。

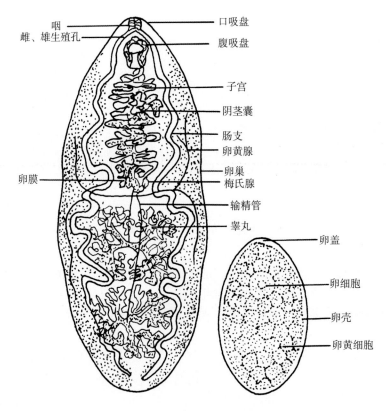

图 3-5　布氏姜片虫成虫和虫卵

二、生活史

成虫寄生在人和猪的小肠，虫卵随粪便排出，进入水后在适宜温度（26℃~32℃）条件下经 3~7 周发育成熟，孵出毛蚴。毛蚴侵入中间宿主扁卷螺体内，经 1~2 个月完成了胞蚴、母雷蚴、子雷蚴与大量尾蚴的发育。成熟的尾蚴从螺体逸出，附着在水生植物（菱角、荸荠、茭白、水菜、水浮莲等）等物体表面脱去尾部形成囊蚴。人（终宿主）或猪（保虫宿主）因食入含有活囊蚴的水生植物而感染。囊蚴在小肠消化液和胆汁的作用下脱囊，经 1~3 个月的发育为成虫。每条雌虫每天可产卵 15000~25000 个。成虫在人体内寿命为 1~4 年不等（图 3-6 ）。

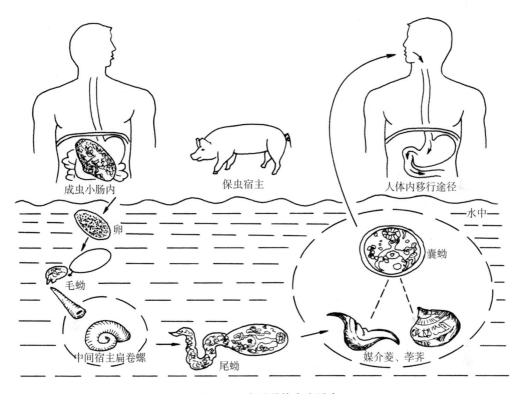

成虫小肠内　　保虫宿主　　人体内移行途径

卵　毛蚴　中间宿主扁卷螺　尾蚴　媒介菱、荸荠　囊蚴　水中

图 3-6　布氏姜片虫生活史

三、致病性

姜片虫的致病作用包括机械性损伤及虫体代谢产物引起的超敏反应。

成虫虫体较大，吸盘发达，吸附力强，可使被吸附的肠黏膜坏死脱落，出现炎症、出血、水肿，甚至坏死、脱落以至溃疡或脓肿；数量多时还可覆盖肠壁，妨碍吸收与消化，其代谢产物被吸收后可引起超敏反应。轻度感染者可无明显症状，虫数多时常出现腹痛和腹泻，营养不良，或腹泻与便秘交替出现，甚至肠梗阻。严重感染的儿童可有消瘦、贫血、浮肿、腹水、智力减退、发育障碍等。少数反复感染的病例可因衰竭、虚脱而死亡。

四、实验诊断

（一）病原检查

检获虫卵是确诊姜片虫感染的依据。姜片虫虫卵大，容易识别，采用粪便直接涂片法检查 3 张涂片，检出率为 91.3%。运用自然沉淀法或离心沉淀法可提高检出率。近年采用定量透明厚涂片法（改良加藤法），既可定性、又可定量检查虫卵，以了解感染度。

检查患者排出粪便或呕吐物中的成虫，也可作为诊断依据。

（二）免疫诊断

酶联免疫吸附试验、间接免疫荧光试验有辅助诊断价值。

五、流行

本病主要分布在亚洲的温带和亚热带的一些国家。我国主要分布在长江流域及以南和台湾、河南、河北、甘肃、陕西等 18 个省、自治区的湖泊、沼泽地、广种水生植物的地区。

患者、带虫者和猪是传染源，家猪是主要保虫宿主，因在流行区多以水浮莲、蕹菜（水菜）等喂猪故猪感染率很高。粪便管理不当，人、猪的粪便用作肥料，增加了虫卵入水的机会；中间宿主扁卷螺的分布广泛，适应力强，主要孳生在水生植物生长茂盛的静水中；流行区的居民有生食水生植物的生活习惯，也可能因饮用带有囊蚴的生水而感染。据国内调查姜片虫感染者以 15 岁以下的青少年多见，6~10 岁为高峰期，随年龄增长逐渐下降。

六、防治原则

大力开展卫生宣教，注意饮食卫生，不生吃水生植物，如菱角、茭白等，不饮生水；不用被囊蚴污染的生青饲料喂猪；加强粪便管理，防止人、猪粪便通过各种途径污染水体；消灭扁卷螺。在流行区开展人和猪的姜片虫病普查普治工作，首选药为吡喹酮，中药槟榔也有较好疗效。

第四节　并殖吸虫

并殖吸虫广泛分布于亚洲、非洲和美洲等 30 多个国家和地区，种类繁多，致病性复杂。在我国，主要的虫种有卫氏并殖吸虫和斯氏狸殖吸虫。并殖吸虫属的成虫主要寄生在宿主的肺部，引起的疾病统称为并殖吸虫病，或称肺吸虫病。

一、卫氏并殖吸虫

卫氏并殖吸虫的成虫主要寄生于人、猫、犬科动物的肺部，是人体肺吸虫病的主要病原体，故又称肺吸虫。

（一）形态

1. **成虫**　虫体肥厚，背侧略隆起，腹面扁平，似半粒黄豆。活体呈红褐色，半透明，死后砖灰色。虫体长 7.5~12mm，宽 4~6mm，厚 3.5~5.0mm，长宽之比约 2∶1。口、腹吸盘大小略同，口吸盘位于虫体前端，腹吸盘位于虫体腹面中线前缘。消化器官有口、咽、食管及两支有 3~4 个弯曲的肠管沿虫体两侧而达后端，末端为盲端。雌雄同体。分叶状卵巢（分 5~6 叶）与子宫并列于腹吸盘之后；左右两睾丸呈分支如指状，并列在虫体后端约 1 / 3 处。卵黄腺为许多密集的卵黄滤泡所组成，分布于虫体两侧（图 3-7）。

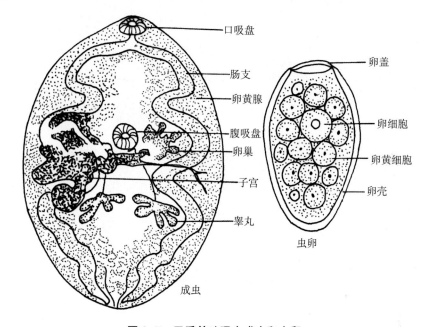

图 3-7 卫氏并殖吸虫成虫和虫卵

2. **虫卵** 金黄色，椭圆形，左右多不对称，大小为（80~118）μm×（48~60）μm，前端较宽，有大而略倾斜卵盖，后端稍窄。卵壳厚薄不均，后端常稍增厚，卵内含 10 多个卵黄细胞。

（二）生活史

成虫主要寄生于人和食肉性哺乳动物（犬、猫、虎等）的肺部，以坏死组织和血液为食。虫卵经气管随痰或咽下后随粪便排出。虫卵入水后，在适宜条件下（温度 25℃ ~30℃），经 2~3 周发育成熟并孵出毛蚴。毛蚴侵入第一中间宿主川卷螺后，在螺体内经过胞蚴、母雷蚴、子雷蚴的发育和无性增殖，产生大量尾蚴。尾蚴从螺体逸出后，侵入第二中间宿主蝲蛄或淡水蟹如溪蟹内，经过约 3 个月的发育，在肌肉、内脏或鳃等处发育为囊蚴。人或犬、猫等吃入含有活囊蚴的溪蟹或蝲蛄而感染。也可因饮了带有囊蚴的生水而感染。

囊蚴在小肠内幼虫脱囊而出。童虫穿过肠壁进入腹腔，游走于各脏器之间，经 1~3 周窜扰，穿过膈肌经胸腔进入肺。最后在肺中发育为成虫。有些童虫在移行中亦可侵入其他器官，但多不能发育为成虫。人自感染囊蚴到成虫产卵约需 2~3 个月，成虫寿命一般为 5~6 年，长者可达 20 年（图 3-8）。

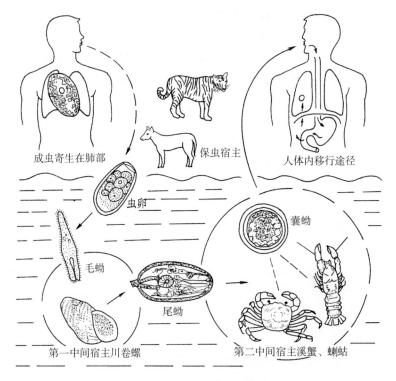

成虫寄生在肺部　　保虫宿主　　人体内移行途径

虫卵

囊蚴

毛蚴

尾蚴

第一中间宿主川卷螺　　第二中间宿主溪蟹、蝲蛄

图 3-8　卫氏并殖吸虫生活史

（三）致病性

肺吸虫的致病作用主要是童虫或成虫在人体组织与器官内移行、寄居造成的机械性损伤，及其代谢物等引起的免疫病理反应。根据病变过程可分为急性期及慢性期。

急性期：多出现在感染后数天至 1 个月左右。主要由童虫移行、游窜引起。囊蚴脱囊后，童虫穿过肠壁、肝分别引起肠壁出血、肝的出血和坏死。全身症状可轻可重，重者发病急，毒性症状明显，如高热、腹痛、腹泻等，急性症状可持续 1~3 个月。

慢性期：童虫进入肺后引起的病变，大致可分为：①脓肿期：主要因虫体移行引起组织破坏和出血。②囊肿期：由于渗出性炎症，大量细胞浸润、聚集，最后细胞死亡、崩解液化，脓肿内容物逐渐变成赤褐色黏稠性液体。③纤维疤痕期：虫体死亡或转移至他处，囊肿内容物通过支气管排出或吸收，肉芽组织填充，纤维化，最后病灶形成疤痕。

肺吸虫病常累及多个器官，症状较复杂，临床上可分：胸肺型、脑型、肝型、皮肤型及亚临床型等。以胸肺型为主，患者以咳嗽、胸痛、痰中带血或咳铁锈色痰为主要症状。

（四）实验诊断

1. 病原诊断　①痰或粪便虫卵检查：采用直接涂片法或沉淀法，查获虫卵可确诊。

②活检：皮下包块或结节手术摘除可能发现童虫。或典型的病理变化。

2. 免疫试验 早期轻度感染者、无咳痰者或有脑、脊髓等处异位寄生者，常依赖于免疫诊断，常用方法：①皮内试验：常用于普查，但常有假阳性和假阴性。②酶联免疫吸附试验：敏感性高，阳性率可达 90%~100%，是目前普遍使用的检测方法。

（五）流行

卫氏并殖吸虫分布广泛，亚洲、非洲、南美洲均有报道。在我国 26 个省、市、自治区有本虫报道。其中东北三省、浙江、四川等地疫情较严重。经长期防治，多数疫区已得到有效控制或消灭。

传染源是患者和保虫宿主。保虫宿主包括家畜（如犬、猫）和一些野生肉食类动物（如虎、豹、狼、狐等），尤其是野生动物在本病的流行病学上更为重要。在某些地区构成了自然疫源地。已证实野猪、猪、兔、鼠、蛙、鸡、鸟等多种动物可作为转续宿主，食其未煮熟的肉也有可能感染。

疫区居民有生吃或半生吃溪蟹、蝲蛄的习惯。在一些山区，吃溪蟹有生、腌、醉、烤、煮等方式，烤、煮时间不够未能将囊蚴全部杀死等，同样有感染的机会。东北地区的蝲蛄豆腐及蝲蛄酱，是山区居民的美食，这种烹调方法并未能将囊蚴杀死，食物中含有大量活囊蚴，危险性大。此外，食具污染了活囊蚴，囊蚴脱落水中污染水源也有可能导致感染。

（六）防治原则

预防本病最有效的方法是不生吃溪蟹和蝲蛄，不饮用生水。宣传教育是预防本病最重要的措施。治疗首选药物是吡喹酮。

二、斯氏狸殖吸虫

斯氏狸殖吸虫是 1959 年在我国首次报道，成虫主要寄生于果子狸、猫、犬的肺部，一般在人体不能发育为成虫，主要引起幼虫移行症。

（一）形态

1. 成虫 虫体窄长，前宽后窄，两端较尖，最宽处在体前约 1 / 3 处，大小为（11.0~18.5）mm×（3.5~6.0）mm，长宽比例为（2.4~3.2）:1。口吸盘位于前端，腹吸盘略大于口吸盘，位于体前 1 / 3 处。卵巢位于腹吸盘的后侧方，其大小及分支数量随着虫龄增加而增多。雌雄生殖器官排列特点与肺吸虫相似（图 3-9）。

2. 虫卵 大小、形态、内部结构等与卫氏并殖吸虫的虫卵相似。

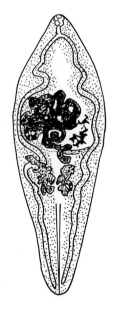

图 3-9　斯氏狸殖吸虫成虫

（二）生活史

生活史与卫氏并殖吸虫相似。第一中间宿主有拟钉螺和小豆螺，第二中间宿主为溪蟹。终宿主为果子狸、猫、犬、豹猫等哺乳动物，多种动物，如蛙、鸟、鸭、鼠等可作为本虫转续宿主。人因食入含活囊蚴的溪蟹而感染，从人体检获的虫体绝大部分为童虫，少见发育成熟并产卵者，可见人并非本虫的适宜宿主。

（三）致病性

本虫是人兽共患以兽为主的致病虫种。成虫寄生于动物肺部。侵入人体的虫体绝大多数停留在童虫状态，并到处游窜，造成局部或全身性病变——幼虫移行症。主要表现为游走性皮下包块或结节，常见于胸背部、腹部和腰背部，边界不清，数目不等，大小多在 1~3cm。近几年来，屡有报道斯氏狸殖吸虫侵犯胸肺，患者出现胸闷、胸痛、咳嗽、咳痰等症状。如侵犯其他部位，可出现相应的症状和体征。全身症状有低热、乏力、食欲下降等。

（四）实验诊断

患者的痰液和粪便一般不能查到虫卵，用皮肤包块或结节活检是最可靠的诊断方法。免疫学检查是最常用的辅助诊断方法。

（五）流行与防治

斯氏狸殖吸虫在国外还没有报道。国内已发现于甘肃、山西、陕西、河南、四川、云南、贵州、湖北、湖南、浙江、江西、福建、广西、广东等 14 个省自治区。流行因素与防治措施与卫氏并殖吸虫相同，治疗首选药物是吡喹酮，为我国五大寄生虫病之一。

第五节　日本血吸虫

寄生于人体的血吸虫有日本血吸虫、曼氏血吸虫、埃及血吸虫、间插血吸虫、湄公血吸虫和马来血吸虫 6 种，我国仅有日本血吸虫，为我国五大寄生虫病之一。

一、形态

（一）成虫

雌雄异体，虫体呈圆柱状，外观似线虫。前端有口、腹吸盘。雄虫粗短，乳白色，大小为（12~20）mm ×（0.5~0.55）mm，前端在发达的口吸盘，稍后有腹吸盘突出呈杯状，虫体在腹吸盘之前呈圆柱状，以下则扁平，两侧略向腹面卷曲，形成抱雌沟。睾丸 7 个呈椭圆形，单行排列呈串珠状于腹吸盘下方的虫体背面。雌虫较雄虫细长，前细后粗，大小（12~28）mm×（0.1~0.3）mm，由于肠管内充满消化或半消化的血液，故呈黑褐色。口、腹吸盘较雄的小且不明显，卵巢呈长椭圆形，位于虫体的中部，输卵管自卵巢后端发出，绕过卵巢向前延伸，与卵黄腺管汇合通入卵模。卵模前为管状子宫，开口于腹吸盘下方的生殖孔。在宿主体内，雌虫常常存在于雄虫的抱雌沟内而呈合抱状态。消化系统包括口、咽、食管和肠管，肠管前段分支，后段汇成单一盲管。雌虫，卵黄腺分布在单一肠管周围（图3-10）。

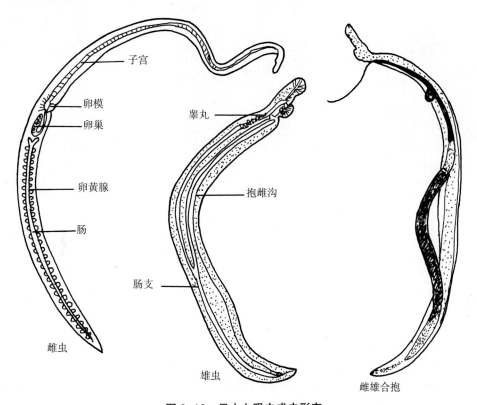

图 3-10 日本血吸虫成虫形态

（二）虫卵

成熟虫卵大小平均89μm×67μm，椭圆形，淡黄色，卵壳厚薄均匀，无卵盖，卵壳一侧有一小刺，表面常附有宿主组织残留物，卵壳下面有薄的胚膜。成熟虫卵内含有一毛蚴，毛蚴与卵壳之间常有大小不等圆形或长圆形油滴状的头腺分泌物（图3-11）。

（三）毛蚴

呈梨形或长椭圆形，灰白色，左右对称，平均大小为99μm×35μm，周身被有纤毛，是其活动器官（图3-11）。

（四）尾蚴

血吸虫尾蚴属叉尾型，大小约为280~360μm，由体部及尾部组成，尾部又分尾干和尾叉是其重要特征。体有口、腹吸盘及 5 对穿刺腺。穿刺腺分泌溶组织酶，以利于穿过宿主的皮肤和黏膜（图 3-11）。

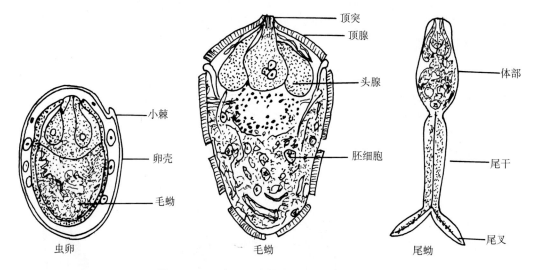

图 3-11　日本血吸虫的虫卵与幼虫模式图

二、生活史

成虫寄生于人及多种哺乳动物的门脉系统—主要是肠系膜下静脉，以血液为食，每条雌虫和雄虫每小时分别可摄食红细胞 33 万个和 3.9 万个。雌雄虫交配后，雌虫产卵于肠壁黏膜下的静脉末梢内，一部分虫卵随血流到达肝脏，引起肝脏的病变，虫卵最后死亡、钙化；另一部分虫卵沉积于肠壁黏膜下层，约经 11 天卵内的卵细胞发育为毛蚴。由于毛蚴分泌物能透过卵壳，破坏血管壁，并使周围组织发生炎症和坏死；在血流压力、肠的蠕动、腹内压增加的情况下，虫卵可随溃破组织落入肠腔，随粪便排出体外。

虫卵随粪便进入水中，在适宜温度、pH 值和光线的条件下，经 2~32 小时孵出毛蚴。毛蚴具有向光性、向上性和向温性，在水体表层作直线运动，在水中可存活 1~3 天。遇到中间宿主钉螺，侵入螺体并逐渐发育。经母胞蚴，产生许多子胞蚴，最后分裂增殖成大量尾蚴（1 个毛蚴最后可产生约 10 条尾蚴）。尾蚴成熟后分批逸出钉螺，常常分布在水的表层，人或动物与疫水（含有尾蚴的水）接触后，经数分钟甚至 10 秒钟，尾蚴即可钻入皮肤而感染。

尾蚴侵入皮肤，脱去尾部，发育为童虫。童虫侵入小静脉或淋巴管，随血流或淋巴液经肺循环到体循环，到达全身各组织，但一般只有到达肝门静脉的童虫才能发育成熟。童虫在肝门静脉发育到性器官初步分化后，即雌、雄虫合抱，并移行到门脉—肠系膜静脉寄居，逐渐发育成熟、交配、产卵。自尾蚴进入到成虫产卵，约需 1 个月。成虫寿命一般 3~5 年，长者可达 20~30 年（图 3-12）。

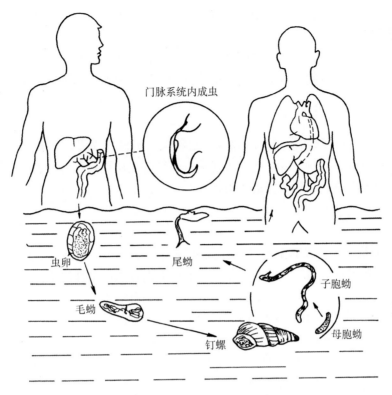

图 3-12 日本血吸虫生活史

知识链接

　　某男,战士,曾参加某湖区抗洪抢险,之后下肢常出现红色小丘疹,有痒感,未及时诊治。一年后出现腹痛、腹泻、粪便时有黏液脓血,伴发热、纳差前来就诊。体检:一般情况尚好,心肺无异常,肝肋下一横指,有压痛。化验:白细胞 $1.1 \times 10^9/L$,嗜酸粒细胞13%,粪便查见侧面有小棘的虫卵。

　　讨论:

　　1. 病例诊断为何病?

　　2. 诊断依据有哪些?

三、致病性

日本血吸虫的尾蚴、童虫、成虫和虫卵对宿主均有致病作用,以虫卵致病最严重。

(一)尾蚴所致损害

尾蚴钻入皮肤后引起尾蚴性皮炎,表现为丘疹、红斑和瘙痒,其发病机制为Ⅱ型Ⅳ型超敏反应。

（二）童虫所致损害

童虫在体内移行，由于机械性损伤及代谢产物所致的超敏反应，引起血管炎，表现为毛细血管充血、栓塞、破裂、局部细胞浸润，点状出血，以肺部多见。

（三）成虫所致损害

成虫一般无明显致病作用，少数可引起轻微的机械性损害，如静脉内膜炎和静脉周围炎。成虫的代谢产物、分泌物、排泄物、虫体外皮层更新脱落的表质膜等，在机体内可形成免疫复合物，沉积于肾造成损害。

（四）虫卵所致损害

虫卵是血吸虫的主要致病阶段，主要病变是肉芽肿和纤维化。虫卵主要是沉着在宿主的肝及结肠肠壁等组织。成熟虫卵内的毛蚴不断释放可溶性抗原，透过卵壳，刺激机体发生Ⅳ型超敏反应，形成以虫卵为中心的，周围有嗜酸性粒细胞、浆细胞、巨噬细胞、中性粒细胞等浸润的肉芽肿。肉芽肿的出现，一方面虫卵分泌物对周围组织的毒性作用，另一方面又不断破坏肝、肠壁组织结构，引起慢性血吸虫病。

肉芽肿的急性期易液化出现嗜酸性脓肿。虫卵周围出现许多浆细胞伴以抗原抗体复合物的沉着，称为何博礼现象。随着卵内毛蚴死亡，周围组织，特别是纤维组织的增生修复，虫卵肉芽肿最后纤维化。

（五）临床表现

日本血吸虫病可分为急性、慢性和晚期三期。急性期症状多出现在初次感染大量尾蚴后1~2月，表现为发热、咳嗽、腹痛、腹泻、肝脾肿大及嗜酸性粒细胞增多，粪便检查血吸虫卵阳性，称急性血吸虫病。然后病情逐步转向慢性期，在流行区，90%的血吸虫患者为慢性血吸虫病，多数无明显临床症状，也可能不定期处于亚临床状态，表现为腹痛、腹泻、肝脾肿大、结肠壁增厚等。一般在感染后5年左右，部分重感染患者发生晚期病变，分为巨脾型、腹水型、结肠增殖型及侏儒症，出现相应临床症状与体征。

四、实验诊断

（一）病原诊断

从粪便中查见虫卵、孵出毛蚴，或组织活检出虫卵是确诊的依据。

1. **粪便直接涂片法**　适用于急性血吸虫患者，取黏液血便常可检查到血吸虫虫卵。

2. **改良加藤厚涂片法**　检出率高，且可作虫卵计数，以测定感染度和考核防治效果。

3. **沉淀法与毛蚴孵化法**　血吸虫卵比重较大（1∶20），易于沉淀。检查阴性时，可将全部粪便沉渣孵化，用肉眼或放大镜观察毛蚴在水中的直线运动特点。

4. **直肠黏膜活体组织检查**　适用于慢性及晚期血吸虫患者。用直肠镜钳取肠壁病变组织，置于两块载玻片间压薄，镜检。此法有一定的局限性和危险性，只有查获活虫卵或近期变性卵，才可作为治疗依据。

（二）免疫诊断

皮内试验、环卵沉淀试验（目前较为常用）、尾蚴膜试验、间接血凝试验、酶联免疫吸附试验（ELISA）等有辅助诊断价值。

五、流行

日本血吸虫病流行于东南亚，在我国流行于长江流域及其以南的湖北、湖南、江西、安徽、江苏、云南、四川、浙江、广东、广西、上海、福建等 12 个省、市自治区，危害严重。经过大力防治，到 2005 年，广东、广西、福建、浙江、上海等地达到传播阻断标准。目前，疫情尚未得到控制的县（市、区）有 105 个，主要分布在水位难以控制的江湖洲滩地区及环境复杂的大山区，患者总人数约 80 万。

传染源包括患者、带虫者和牛、犬、（野）猪、鼠、野兔等家畜和野生动物，种类多，分布广。含有血吸虫虫卵的粪便污染水源、钉螺的存在以及居民接触疫水，是传播本病的三个重要的环节。钉螺是血吸虫的唯一中间宿主，孳生在水流缓慢或杂草丛生的湖沼、沟渠、池塘、水田、小溪等处。人群普遍易感。人感染血吸虫是由于接触含有血吸虫尾蚴的疫水，如收芦苇、捕鱼、耕种水田、游泳、防汛等活动时。

六、防治原则

我国防治血吸虫病的基本方针是：综合治理，科学防治，因地制宜，分类指导。具体措施包括：

（一）控制传染源

人畜同步治疗是控制传染源的有效途径。首选治疗药物是吡喹酮。

（二）切断传播途径

1. 消灭钉螺是切断传播途径的关键环节，结合当地的实际情况，因地制宜地开展灭螺工作。

2. 管好粪便，防止虫卵随粪便入水是控制本病的重要环节，如修建无害化粪池，粪尿混合贮存，使用沼气池杀灭虫卵。

3. 安全用水，杀灭尾蚴，可使用漂白粉、碘酊、氯硝柳胺等杀灭尾蚴。

（三）保护易感者

加强卫生宣教，改变不良的生产、生活方式，避免接触疫水。必须下水时，可穿防桐油布袜、长筒胶靴或防护裤，在皮肤上涂防护剂等。

小 结

　　吸虫均有口、腹两个吸盘,生活史复杂,需要中间宿主,为生物源性蠕虫。除日本血吸虫外,多数成虫为雌雄同体,背腹扁平、两侧对称,呈叶状或长舌状,虫卵有卵盖。

　　四种吸虫均需要淡水螺作为中间宿主,有的还需要第二中间宿主:肝吸虫为淡水鱼虾、肺吸虫为溪蟹和蝲蛄,而水生植物则作为姜片虫的传播媒介。除日本血吸虫是以尾蚴为感染阶段经皮肤感染人体外,其余吸虫的感染阶段均为囊蚴经口感染。

　　吸虫病的诊断方法与其他肠道寄生虫病相似,均可采用粪检虫卵和免疫学检查法。此外,肝吸虫还可采用十二指肠引流液检查虫卵、姜片虫用粪便或呕吐物查成虫、肺吸虫用痰液查虫卵、血吸虫取直肠黏膜活检虫卵等。

　　吸虫病的防治应采取综合措施:加强粪便管理、积极灭螺、注意饮食卫生、普查普治患者等。

同步训练

1. 吸虫的成虫形态特征

种类	形状	颜色	内部结构特征
肝吸虫			
姜片虫			
肺吸虫			
日本血吸虫			

2. 吸虫的虫卵形态特征

种类	形状	卵盖	颜色	卵壳	内含物
肝吸虫					
姜片虫					
肺吸虫					
日本血吸虫					

3. 关于吸虫的生活史

类别	寄生部位	感染阶段	感染途径	第一中间宿主	第二中间宿主
肝吸虫					
日本血吸虫					
肺吸虫					
姜片虫虫					

4. 简述肝吸虫的防治原则。

5. 在临床上肝吸虫病易误诊为什么病？怎样鉴别？

6. 有一名到血吸虫疫区工作的人员，一周前曾接触疫水，粪检虫卵呈阴性，能否排除感染血吸虫？为什么？

7. 你所学的寄生虫虫卵最大的是哪种？最小的是哪种？

第四章 绦 虫 纲

 知识要点

1. 掌握绦虫纲形态、生活史、实验室检查。
2. 熟悉绦虫纲致病性。
3. 了解绦虫纲流行情况及防治原则。

第一节 概 述

绦虫纲又称带虫，属于扁形动物们。寄生于人体内的绦虫约 30 余种，多数属于圆叶目少数属于假叶目。

一、形态

（一）成虫

乳白色，左右对称，背腹扁平，呈带状。雌雄同体，无消化系统。不同的虫种长短不一，短者仅数毫米，长者达数米。整个虫体由头节、颈节和链体三部分组成。

1. **头节** 细小呈球形或长圆形，位于虫体的前端，上有附着器官吸盘或吸槽，有的种类具有顶突及小钩。

2. **颈节** 细而不分节，位于头节之后，含有生发细胞，具有生发功能，由此向后不断长出节片，组成链体。

3. **链体** 又称体节，由若干节片组成，位于颈节之后。不同虫体链体节片数不等，可由 3~4 个节片到数千个节片组成，因种而异。链体按其节片内生殖器官的发育程度分为幼节、成节和孕节。

（1）**幼节** 又称未成熟节片，由颈节生出，紧接颈节之后，其内生殖器官尚未发育成熟。

（2）成节　又称成熟节片，继幼节之后，其内的雌、雄生殖器官已发育成熟。

雄性生殖器官有呈滤泡状的睾丸，数个到数百个，分布在节片两侧的背面。每一个睾丸有一输出管，互相汇合后成输精管，经阴茎囊开口于生殖腔，由生殖孔与外界相通。

雌性生殖器官有分叶状的卵巢，位于节片后端腹侧。由卵巢伸出输卵管，与受精囊连接，通入卵模。卵模外包绕梅氏腺，前接盲管状或盘曲呈菊花状的子宫。阴道位于输卵管下面，一端膨大成受精囊，另一端开口于生殖腔。卵黄腺呈块状或滤泡状，由卵黄腺管通入卵模（图4-1）。

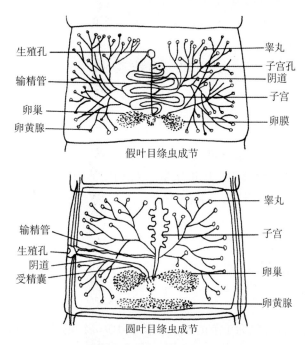

图 4-1　绦虫成熟节片中的生殖系统

（3）孕节　又称妊娠节片，继成节之后，最大，内充满虫卵。有的绦虫孕节内仅有子宫，其他器官均退化。

绦虫无体腔和消化器官，通过体表层吸收宿主已消化的营养物质。排泄器官为管状结构，最小单位为焰细胞，收集的废物经小排泄管进入节片两侧的纵排泄管，每1节片的后缘有一条横排泄管连接两侧的纵排泄管。

（二）幼虫

因虫种不同而形态各异，名称也不同，如囊尾蚴、棘球蚴和裂头蚴等。

（三）虫卵

链状带绦虫、肥胖带绦虫和细粒棘球绦虫的虫卵相似，近似球形，光镜下不易区分，称为带绦虫卵。卵壳薄，易脱落，内含一个六钩蚴。少数绦虫卵有卵盖，内含一个卵细胞或多个卵黄细胞。

二、生活史

绦虫均营寄生生活，需要 1~2 个中间宿主。成虫大多寄生于脊椎动物的消化道内，幼虫寄生于宿主的组织内。

三、主要种类

常见绦虫有属于圆叶目的链状带绦虫、肥胖带吻绦虫、细粒棘球绦虫、微小膜壳绦虫和属于假叶目的曼氏迭宫绦虫等。

第二节　链状带绦虫

一、形态

链状带绦虫又称猪带绦虫、猪肉绦虫或有钩绦虫。成虫寄生于人体小肠内，引起猪带绦虫病。幼虫寄生于猪体内，也可寄生于人体的组织内，引起囊尾蚴病。

（一）成虫

虫体扁平，呈带状，乳白色，略透明，长约 2~4m，由 700~1000 个节片组成。分头节、颈节和链体三部分。

1. 头节　圆球形，直径约 1mm，有 4 个吸盘，顶端有可伸缩的顶突，顶突上有两圈小钩（图 4-2）。

2. 颈节　较细，直径仅为头节的一半，长 5~10mm，不分节，具有再生能力，由颈节向后长出链体。

3. 链体　分为幼节、成节和孕节，幼节紧接颈节，宽而短，节片内生殖器官发育不成熟。成节继幼节之后，近方形，内部有成熟的雌、雄生殖器官各 1 套。雄性生殖器官有呈滤泡状的睾丸 150~200 个，散布于节片的两侧。雌性生殖器官位于节片中后部，卵巢分 3 叶，两个侧叶较大，中央叶较小，子宫在节片中央，为一细的盲管。卵黄腺位于节片后缘中部。孕节与成节相连，呈长方形，除充满虫卵的子宫外，其他器官均已退化。子宫呈分支状，由主干向两侧分支，每侧 7~13 支，每一节片含虫卵 3~5 万个。生殖孔左右交替开口于每个节片侧缘的中部（图 4-2）。

（二）虫卵

圆球形，直径约 31~43μm。卵壳薄，随粪便排出时多已破裂脱落。卵内为较厚的胚膜，棕黄色，其上有放射状条纹。卵内含有一个六钩蚴（图 4-2）。

（三）囊尾蚴

又称囊虫，卵圆形，为乳白色、半透明的囊状物，大小约9mm×5mm。囊壁较薄，囊内充满透明液体。头节凹入囊内呈白色点状，其形态结构与成虫的头节相同（图4-2）。

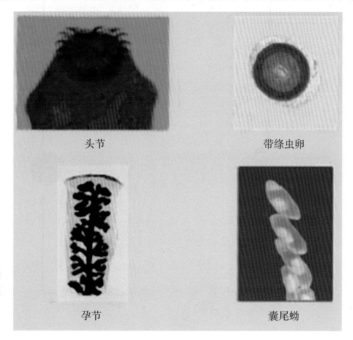

头节　　　　　　　　　带绦虫卵

孕节　　　　　　　　　囊尾蚴

图4-2　链状带绦虫

二、生活史

人是猪带绦虫的唯一终宿主，猪（或人）是中间宿主。

成虫寄生于人体的小肠内，以头节吸附在肠壁。孕节自虫体末端脱落，与散出的虫卵一起随粪便排出体外。若被猪吞食，经消化液的作用，六钩蚴孵出，钻入肠壁，随血液、淋巴液循环达到猪全身各部，但多在股内侧肌、腰肌、肩胛肌和心肌等部位。经2~3个月，发育为囊尾蚴。含囊尾蚴的猪肉，俗称"米猪肉"或"豆猪肉"。囊尾蚴寿命约为3~5年。

人因食入生的或不熟的含有活囊尾蚴的"豆猪肉"而感染。囊尾蚴在小肠内经胆汁的刺激，头节自囊中翻出，附着在小肠的黏膜上，经2~3个月，发育为成虫。并开始排出孕节和虫卵。孕节常数节连在一起从链体上脱落，与散在的虫卵一起随粪便排出体外。成虫的寿命可达25年以上。

人若误食虫卵，也可在体内发育为囊尾蚴，引起囊尾蚴病。人感染绦虫卵的方式有三种：①异体感染：误食他人粪便中虫卵污染的食物或水而感染。②自身体外重复感染：误食自己粪便中的虫卵而感染。③自身体内重复感染：由于小肠的逆蠕动、恶心、呕吐等原因，使患者肠内的妊娠节片返入胃内，节片及虫卵经消化液作用后，六钩蚴在小肠孵出而造成感染。此种感染最为严重，可造成死亡（图4-3）。

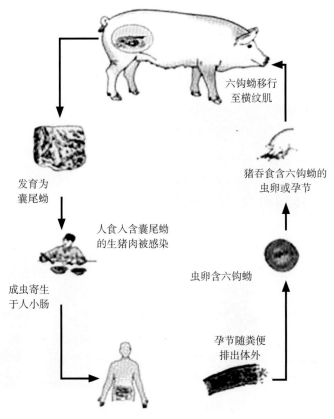

六钩蚴移行
至横纹肌

猪吞食含六钩蚴的
虫卵或孕节

发育为
囊尾蚴

人食入含囊尾蚴
的生猪肉被感染

虫卵含六钩蚴

成虫寄生
于人小肠

孕节随粪便
排出体外

图 4-3　链状带绦虫生活史

三、致病性

（一）成虫

成虫寄生在人体小肠，引起猪带绦虫病。一般仅寄生 1 条，患者多无明显临床症状，粪便中发现绦虫节片常是患者就医的原因。成虫在肠腔中夺取营养以及头节附着在肠黏膜所致机械性损伤，可出现消化不良、腹痛、腹泻、便秘、食欲不振、恶心和体重减轻等症状。虫体代谢产物被人体吸收后，可引起荨麻疹及头痛、头晕、失眠等神经系统症状。

（二）囊尾蚴

囊尾蚴寄生于人体组织，引起囊尾蚴病，因寄生部位和数量的不同，出现的临床症状也不同。如寄生于皮下，形成 0.5~1.5cm 大小的皮下结节，可分批出现，也可自行消失；寄生于肌肉时，轻度感染者可无症状，重度感染者可引起肌肉酸痛、无力、发胀和麻木等；寄生于眼内，可影响视力，严重者可致失明；寄生于脑部，可引起颅内压增高及神经系统的症状，以癫痫发作最为常见。此外还有头痛、恶心、呕吐、瘫痪、痴呆等表现，严重者可导致死亡。

四、实验室检查

（一）病原检查

在粪便中查到孕节或虫卵即可确诊为猪带绦虫病；在组织中查到囊尾蚴可确诊为囊尾蚴病。

1. **孕节检查**　常用压片法，将洗净的节片平展压于两个载玻片之间，对光观察内部结构，根据子宫侧支数目可鉴定虫种。

2. **虫卵检查**　可用直接涂片法、肛门拭子法、饱和盐水漂浮法、沉淀法等检查虫卵。

3. **囊尾蚴检查**　用手术方法摘除皮下或浅部肌肉内的结节，压片镜检。根据囊内头节形态可确诊。

（二）免疫诊断

对深部组织囊尾蚴病，尤其是脑囊尾蚴病，免疫诊断具有重要的临床参考价值。常用方法有皮内试验、酶联免疫吸附试验、单克隆抗体检测技术等。

此外，询问病史、眼底镜、B 超、X 线、CT、磁共振等检查，也可辅助诊断囊尾蚴病。近年来分子生物学技术已应用于此病的诊断和研究。

五、流行情况

猪带绦虫病呈世界性分布。我国分布广泛，但一般感染率不高。以东北、华北、西南地区病例较多。农村发病率高于城市，青壮年男性发病较多见。

流行因素主要与养猪方式和人们的饮食习惯有关。猪的散放饲养或使用连茅圈（猪圈与人的厕所连在一起），猪就容易感染。有些地区，居民喜食生猪肉，如云南西部喜吃烤猪肉，感染率高。我国多数地区的感染常是因食入烧煮不透的、含有活囊尾蚴的猪肉，或切生肉的工具、砧板沾有囊尾蚴的头节，污染熟食而造成感染。囊尾蚴病的感染主要是因个人卫生及饮食卫生不良误食虫卵所致，但自身感染也是引起囊尾蚴病的主要原因。囊尾蚴对低温抵抗力较强，-10℃需 3 天才死亡。但高温下很快死亡。

六、防治原则

（1）积极治疗患者　人是猪带绦虫的唯一宿主，因此猪带绦虫患者应及早驱虫，这样既可减少传染源，又对预防猪囊尾蚴病有重要意义。常用的驱虫药有吡喹酮、阿苯哒唑等。中药有南瓜子 - 槟榔合剂。注意驱虫后，在粪便中查出头节是驱虫有效的标志。若无头节，隔 2~3 个月后，再驱虫一次。猪囊尾蚴病的治疗较困难，除药物治疗外，皮下、浅部肌肉及眼内寄生的囊尾蚴必要时手术摘除。

（2）加强卫生宣传教育，改进厕所，不随地大便。厕所和猪圈分开，猪要圈养，防止猪吃人粪，减少猪感染的机会。粪便进行无害化处理和科学管理。

（3）注意个人卫生和饮食卫生，不食生或不熟的猪肉。对有生食猪肉习惯的居民要加强卫生宣传教育。饭前便后要洗手，不吃未洗干净的蔬菜，切生肉和熟食的刀具、砧板及餐具要严格分开使用。

（4）严格肉类检疫，严禁出售"米猪肉"。

南瓜子-槟榔驱虫法

南瓜子－槟榔合剂有很好的驱绦虫作用，治愈率达95％左右。可用于治疗各种绦虫病。

方法：南瓜子仁50~90g，研成细粉。槟榔80g（儿童酌减）置于500mL水中煮1小时，浓缩至200mL左右。晨空腹先服南瓜子仁粉，2小时后服槟榔煎剂，再过半小时服50％硫酸镁60mL导泻。多数患者在5~6小时内可排出完整的虫体，如只有部分虫体排出，可用温水坐浴，让虫体慢慢排出，切忌拉扯。驱虫后要检查虫体有无头节，如未见头节，要加强随访，若3~4个月粪便内未再次发现虫卵和节片，则可视为治愈。

第三节 肥胖带吻绦虫

肥胖带吻绦虫又称牛带绦虫，牛肉绦虫或无钩绦虫。成虫寄生于人的小肠，引起牛带绦虫病。

一、形态

牛带绦虫的成虫、虫卵及囊尾蚴的形态与猪带绦虫相似，特别是虫卵，在显微镜下不易区别（图4-4）。两种带绦虫的主要区别（表4-1）。

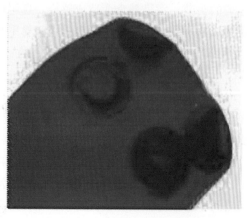
头节

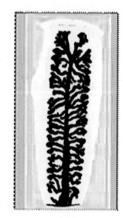
孕节

图4-4 肥胖带吻绦虫

表 4-1 猪带绦虫与牛带绦虫的区别

主要区别点	猪带绦虫	牛带绦虫
体长	2~4m	4~8m
头节	圆球形，直径约 1mm	略方形，直径约 1.5~2mm
节片数	700~1000 个节片，较薄	1000~2000 个节片，肥厚
成节	卵巢分 3 叶	卵巢分 2 叶
孕节	子宫分支，每侧 7~13 支	子宫分支，每侧 15~30 支
节片脱落	多为数节相连脱落	多为单节脱落
囊尾蚴	囊中头节有顶突及小钩	囊中头节无顶突及小钩
终宿主	人	人
中间宿主	猪、人	牛

二、生活史

人是牛带绦虫唯一宿主，成虫寄生在人体小肠，孕节或虫卵随粪便排出体外，如被牛吞食，六钩蚴在牛的小肠中孵出，钻入肠壁随血循环散布到全身各处肌肉，多在股部、肩部肌肉和舌肌、心肌等处，经 60~70 天发育成囊尾蚴。人因吃了生的或不熟的含有活囊尾蚴的牛肉而感染。囊尾蚴在十二指肠内受消化液的刺激，伸出头节，附着于肠黏膜上，经 8~10 周发育为成虫。

三、致病性

牛带绦虫只有成虫寄生在人体小肠内，引起牛带绦虫病。主要引起胃肠道及神经系统方面的症状。如乏力、腹痛、腹泻、便秘、恶心、呕吐及头痛、头晕等症状。脱落的孕节多为单节，由于节片蠕动力强，可自行逸出肛门，引起肛门不适或痒感。牛囊尾蚴不能寄生于人体，故不能引起囊尾蚴病。

四、实验诊断

（一）孕节检查

检查从肛门逸出的或粪便中检获的孕节，根据子宫侧支数可确诊。

（二）虫卵检查

由于妊娠节片逸出肛门时，虫卵常黏附在肛周皮肤上，故用肛门拭子法查虫卵，比粪便中检查虫卵的阳性率高。

五、流行病学

牛带绦虫病呈世界性分布，我国各地均有报道，多散在发生。在牧区及少数民族居住的地区可呈地方性流行。

本病流行的因素主要是粪便污染牧草、水源和人们食牛肉的方法不当。流行区的牧民常在牧场及野外排便，使虫卵及妊娠节片污染牧草和水源。广西、贵州有些少数民族居民，人居楼上，粪便直接排到楼下牛圈中，易造成牛的感染。苗族人常吃"腌牛肉"；藏族人喜食生的"风干牛肉"或烤食大块牛肉；傣族人喜食"剁生"，将生牛肉剁碎后加作料即食，这些饮食习惯，均容易引起人的感染。非流行区的人，主要是生、熟刀具不分或生、熟砧板不分造成。

六、防治原则

与猪带绦虫病防治原则基本相同。

病例分析

王先生，36岁，农民，半年前曾食过豆猪肉。今天，该患者发现在粪便中有白色、南瓜子大小、数片连在一起、可自行蠕动的虫体后，到医院来健康咨询。试问该患者可能感染什么寄生虫？应进行那些实验诊断？如何治疗？

第四节　细粒棘球绦虫

细粒棘球绦虫又称包生绦虫，成虫寄生于犬科动物的小肠。幼虫为棘球蚴，又称包虫，寄生于草食动物牛、马、骆驼或人的组织器官内，引起棘球蚴病，又称包虫病。

一、形态

（一）成虫

是一种小型绦虫，体长仅2~7mm，由头颈节、幼节、成节和孕节各1节组成。头颈节呈梨形，有4个吸盘及明显的顶突，顶突上有两圈小钩。幼节长略大于宽。成节较幼节长1倍，内有发育成熟的雌、雄生殖器官，生殖孔位于节片一侧的中部偏后。孕节可占虫体总长的一半，子宫分支呈囊状，内含虫卵200~800个。

（二）虫卵

形态结构与绦虫卵相似，在显微镜下不易区别。

（三）棘球蚴

又称包虫，呈圆球形的囊状，其直径从数毫米到数百毫米或更大。囊内充满无色透明或淡黄色的囊液，是棘球蚴生长发育的营养物。

　　棘球蚴的囊壁有两层：外层为角皮层，乳白色，无细胞结构，脆弱易破，有保护作用。内层为胚层，又称生发层，由胚层向腔内生长出许多原头蚴、生发囊和子囊等。原头蚴与成虫头节相似，但较小。生发囊又称育囊，除由胚层生出外，也可由原头蚴形成，是仅有一层生发层的小囊，内含 5~30 个原头节。生发层可分泌出角质形成子囊。子囊的胚层又可长出原头蚴、生发囊及孙囊。从囊壁上脱落下的原头蚴、生发囊和子囊等悬浮在囊液中，称为棘球蚴砂（图 4-5）。

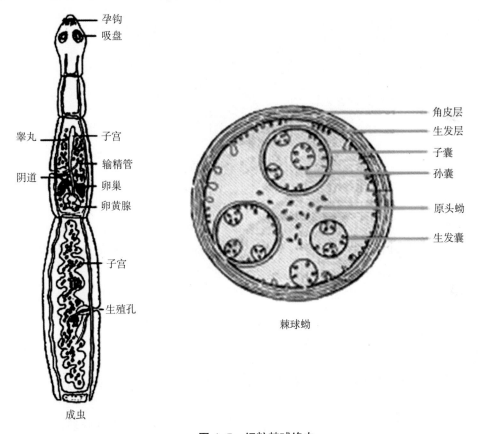

图 4-5　细粒棘球绦虫

二、生活史

　　细粒棘球绦虫成虫寄生于犬、狼等肉食动物的小肠内，脱落的孕节和虫卵随宿主粪便排出体外，污染牧草、水源及周围环境。牛、羊等草食动物和人等食入细粒棘球绦虫的孕节和虫卵，卵内的六钩蚴在小肠内孵出，钻入肠壁，随血液、淋巴液循环到达身体各部。但多停留于肝、肺等部位，经 3~5 个月，六钩蚴发育成为棘球蚴。犬、狼等动物食入含有棘球蚴的动物脏器后，囊中的原头蚴散出，伸出头节，吸附在肠黏膜上，约经 2 个月后，发育为成虫。每个原头蚴可发育为 1 条成虫，寄生在犬、狼等动物小肠内的成虫可达数百条、数千条、甚至数万条，每天排出大量的虫卵。人的感染，多因与犬接触，误食虫卵污染的食物造成。虫卵可在人体内发育成棘球蚴。棘球蚴一旦囊壁破裂，其内的许多原头节可向周围播散，也可经血液播散，在宿主体内多处发育成新的棘

球蚴。棘球蚴在人体内可活 40 余年（图 4-6）

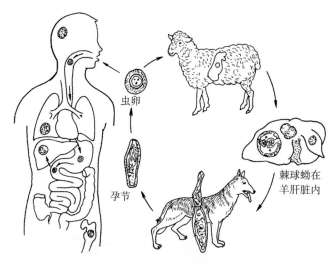

虫卵

孕节

棘球蚴在
羊肝脏内

图 4-6　细粒棘球绦虫生活史

三、致病性

棘球蚴寄生于人体引起棘球蚴病（包虫病），是绦虫中危害人体较为严重的一种。其危害程度，与棘球蚴寄生的数量、大小、部位、寄生的时间和机体反应性有密切关系。寄生部位以肝脏最为常见，其次是肺脏和其他部位。

棘球蚴的主要致病作用是机械性压迫，刺激周围组织，产生炎症反应，随着棘球蚴的不断长大，压迫周围组织，造成组织缺血、坏死和纤维化。如寄生于肝脏，可出现上腹部饱胀、肝肿大、肝区隐痛或阻塞性黄疸。寄生于肺脏，可出现胸痛、咳嗽、咯血等症状。如寄生于骨骼，易出现骨折。如寄生在脑、眼、脊髓等处，则出现的相应症状。

棘球蚴也可因手术不慎、外伤或继发细菌感染等原因造成的囊液溢出，引起超敏反应，

也可造成过敏性休克，甚至死亡。当棘球蚴在外力作用下，囊壁破裂，囊内棘球蚴砂进入体腔或其他组织，可引起多器官或组织的继发性棘球蚴病。

四、实验室检查

（一）病原检查

手术取出棘球蚴或从患者痰液、尿液、胸水或腹水中镜检发现棘球蚴砂即可确诊。慎做诊断性穿刺，以免囊液漏于其他组织器官中。

（二）免疫诊断

是诊断本病的主要手段。常用方法有皮内试验、酶联免疫吸附试验、斑点酶联免疫吸附试验等。

棘球蚴寄生于组织内，进行病原检查较为困难。通过询问病史、X 线、超声波、CT、磁共振及同位素扫描、分子生物学诊断技术等方法均有助于本病的诊断和虫体定位。

五、流行情况

棘球蚴病是一种危害人类健康、妨碍畜牧业发展的人畜共患病，分布于世界各地的畜牧区。我国是世界上棘球蚴病发病率较高的国家之一。主要分布在西部和北部的广大牧区，包括新疆、内蒙古、甘肃、青海、宁夏、西藏、四川 7 个省、自治区，目前已有 23 个省、市、自治区有原发病例。

该病流行与畜牧业有密切关系，在牧区，牧民养犬，用以守舍、护羊，同时又有将病死的家畜喂犬的习惯，或将病死的家畜弃之野外，易造成犬、狼的感染。在牧区犬的感染率较高，粪便含卵量大，虫卵随犬的活动和风、水、尘土而播散，严重污染环境。虫卵在外界的抵抗力很强，羊、人等食入极易感染。另外，人与犬的密切接触，也可增加人的感染机会。如玩狗、剪毛、挤奶、皮毛上的虫卵可污染手指，若卫生习惯不良，极易造成感染。

六、防治原则

我国已将包虫病列为法定传染病，应特别注意预防。加强卫生宣传教育，注意个人防护，养成良好的卫生习惯，做到饭前便后洗手，不喝生水、生奶，不玩犬等。定期为家犬、牧犬粪检，对病犬采取驱虫治疗，以减少传染源。加强屠宰检疫制度，病畜的内脏和尸体要焚烧或深埋，切忌喂犬。提倡家畜与犬分圈饲养。

治疗患者，目前仍以手术治疗为主。因棘球蚴穿刺常引起休克或继发性棘球蚴病，一直禁止穿刺诊断和治疗。近年来，冲破了此禁区，在 B 超的指引下穿刺囊肿，抽尽囊液，注入 95% 酒精，15 分钟后再抽囊液，并配合化疗。此方法适合较大的棘球蚴病患者的治疗。对早期的小棘球蚴病患者，可采用药物治疗，目前以阿苯达唑疗效最佳，吡喹酮、甲苯达唑也有一定疗效。

第五节　微小膜壳绦虫

微小膜壳绦虫又称短膜壳绦虫、短小绦虫，主要寄生于鼠的小肠，亦可寄生于人体，引起微小膜壳绦虫病。

一、形态

（一）成虫

乳白色，大小为 20mm × 0.8mm，整个虫体有 100~200 个节片，但有时多至 1000 节。

头节圆球形或菱形，有 4 个吸盘，1 个可伸缩的顶突，上有小钩。颈节细长。链体每节均宽大于长，幼节小，成节内有雌、雄生殖器官各一套。卵巢叶状，位于节片中央，卵巢后方有一球形卵黄腺。有 3 个球形的睾丸，呈一横线排列。孕节有袋状子宫，内充满虫卵。

（二）虫卵

虫卵圆形或卵圆形，无色透明，大小约为 54~42μm，卵壳薄，内有胚膜，胚膜两极各有一隆起，上有 4~8 根丝状物，卵内含一六钩蚴（图 4-7）。

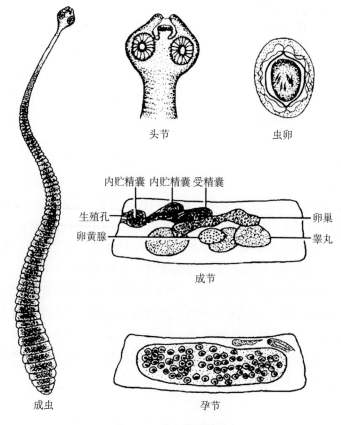

头节　　　　　　　虫卵

成节

成虫　　　　　　孕节

图 4-7　微小膜壳绦虫

二、生活史

直接发育型：不需要中间宿主，成虫寄生于鼠或人的小肠，孕节和虫卵随粪便排出体外，人若误食虫卵，在消化液的作用下，六钩蚴孵出，钻入肠绒毛内，经 3~4 天，发育成似囊尾蚴。6~7 天后，似囊尾蚴从肠绒毛中逸出，进入肠腔，借吸盘和小钩附着在肠黏膜上，发育为成虫。自食入虫卵到发育为成虫，约 2~4 周。成虫的寿命，一般为 2~3 月。此外，感染者如有便秘或其他原因，使虫卵在宿主肠腔中滞留时间过长，卵中的六钩蚴孵出，造成自体内重复感染。

间接发育型：需要中间宿主蚤类、螨类、甲虫等。如虫卵被中间宿主吞食后，在肠腔内孵出六钩蚴，六钩蚴钻过肠壁到血腔，发育成似囊尾蚴。人或鼠食入含有似囊尾蚴的中间宿主而感染（图4-8）。

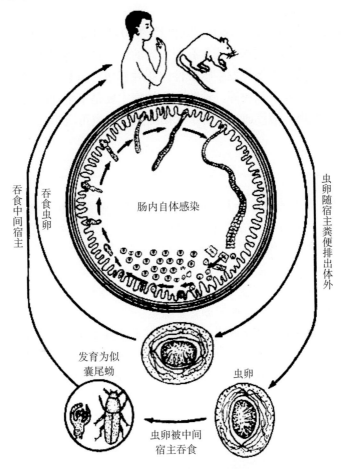

图4-8 微小膜壳绦虫生活史

三、致病性

少量成虫寄生时常无明显症状。若大量寄生时，由于成虫对肠黏膜的机械刺激及其代谢产物的毒性作用，可出现腹痛、腹泻、食欲不振、恶心、呕吐、消瘦、头痛、头晕、失眠等症状。

四、实验室检查

从患者粪便中检到虫卵即可确诊，可用粪便直接涂片法或饱和盐水漂浮法进行检查。

五、流行与防治

本虫世界性分布。我国分布较广泛，但感染率不高。防治应注意环境卫生和饮食卫生，积极消灭鼠类和中间宿主。常用药物有吡喹酮、中药有南瓜子-槟榔合剂。

附：曼氏迭宫绦虫

曼氏迭宫绦虫又称孟氏裂头绦虫。成虫长约 60~100cm，寄生在犬、猫等动物小肠内，人因食入含有原尾蚴的剑水蚤或含有裂头蚴的蛇、蛙、鸟肉而感染。裂头蚴可寄生在人体任何部位，导致寄生部位发生嗜酸性肉芽肿囊包，引起裂头蚴病。临床表现为局部肿胀、疼痛、游走性皮下包块等。预防裂头蚴病主要是不生食蛙肉、喝生水、不食生的或不熟的鸟肉、蛇肉。治疗通过外科手术摘除虫体，也可应用吡喹酮等药物治疗。

小 结

链状带绦虫成虫寄生于人体小肠内，引起猪带绦虫病。囊尾蚴寄生于人体组织，引起囊尾蚴病，临床症状与寄生部位及数量有关。在粪便中查到孕节或虫卵可确诊猪带绦虫病，在组织中查到囊尾蚴可确诊囊尾蚴病。预防以不食烧煮不透的、含有活囊尾蚴的猪肉，或被虫卵污染的食物为主。

肥胖带吻绦虫成虫寄生于人体小肠，引起牛带绦虫病。牛囊尾蚴不能寄生于人体，故对人的危害程度不如猪带绦虫。

细粒棘球绦虫又称包生绦虫，人多因与犬接触或误食虫卵引起棘球蚴病。其危害程度与寄生的数量、大小、部位、寄生的时间和机体反应性有密切关系。手术取出棘球蚴或从患者痰液、尿液、胸水或腹水中镜检发现棘球蚴砂即可确诊。

治疗绦虫病常用的药物有吡喹酮、阿苯哒唑等。中药有南瓜子－槟榔合剂。

同步训练

1. 简述人是怎样感染猪带绦虫病的？
2. 人感染囊尾蚴病有哪几种方式？
3. 如何区别猪带绦虫与牛带绦虫？
4. 简述诊断猪带绦虫病的主要方法。

第五章 根足虫纲

 知识要点

1. 掌握原虫的概念及形态特征。
2. 熟悉原虫的生理、致病性及分类。
3. 掌握溶组织内阿米巴形态、生活史、实验诊断。
4. 熟悉似组织内阿米巴致病性。
5. 了解组织内阿米巴流行病学和防治原则。

第一节 医学原虫

原虫是存在于自然界中最低等的单细胞动物，能够完成运动、摄食、消化、排泄、生殖等多种生理功能。原虫种类繁多，分布广泛，绝大多数营自生活，少数营寄生活。能寄生于人体内（管腔、体液、组织或细胞）的原虫称为医学原虫，医学原虫约有几十种，其中致病性原虫对人类健康和畜牧业生产造成严重危害。

一、形态

原虫外形因种类而各异，多呈圆形、卵圆形或不规则形，体积微小（2~200mm），由细胞膜、细胞质和细胞核组成。

（一）细胞膜

细胞膜是虫体最外的一层单位膜，也称表膜或质膜，能够保持虫体的一定形态并参与原虫的营养、排泄、运动、感觉、侵袭等多种生物学功能，具有很强的抗原性。

（二）细胞质

细胞质由基质、细胞器和内含物组成。

基质的主要成分是蛋白质，有内、外质之分。外质呈凝胶状，参与原虫的运动、摄食、排泄、呼吸、感觉、保护等功能。内质呈溶胶状，其内含有细胞器、细胞核和各种内含物，是新陈代谢的重要场所。

原虫细胞器按功能分为：

（1）膜质细胞器　包括线粒体、内质网、高尔基体、溶酶体、动基体等，膜质细胞器主要参与细胞的能量合成代谢。

（2）运动细胞器　包括鞭毛、纤毛和伪足等。运动细胞器是原虫分类的重要依据。

（3）营养细胞器　包括胞口、胞肛、伸缩泡及分泌泡等，主要参与原虫的摄食和排泄。

原虫胞质中含多种内含物，常见的有食物泡、糖原泡、拟染色体等营养小体以及代谢产物，如疟原虫的疟色素。特殊的内含物亦可作为虫种的鉴别标志。

（三）细胞核

细胞核是原虫生长繁殖的重要结构，由核膜、核质、核仁及染色质组成。依据细胞核的结构特点分为泡状核和实质核。

（1）泡状核　多数原虫为该核型。特点为染色质少，呈颗粒状，分布于核质和核膜的内缘；有1个粒状的核仁。

（2）实质核　常见于纤毛虫的核型。核大而不规则，染色质丰富，有1个以上的核仁，核着色深而不易辨认。细胞核的结构特点可作为原虫种类鉴别的依据之一。

二、生理

原虫能够完成生命活动的全部功能，包括运动、摄食、代谢和生殖等生理活动。

（一）运动

原虫的运动主要借助于运动细胞器，运动方式取决于运动细胞器的类型，有伪足运动、鞭毛运动、纤毛运动等。无运动细胞器的原虫可以行螺旋式运动、滑行及扭动等方式。

（二）摄食与排泄

原虫可以通过胞饮、吞噬或膜渗透等方式摄取食物，有些原虫还可通过营养细胞器如胞口摄食，原虫的代谢产物以及消化后的残余物质通过分泌泡、胞肛以及体表的渗透等方式排出，有些原虫甚至通过增殖过程中虫体的裂解而释放。

（三）代谢

绝大多数原虫属于兼性厌氧生物，如肠腔内寄生原虫在无氧环境下才能生长良好，组织中和血液内寄生原虫（如疟原虫）可以利用氧，行有氧代谢。大多数原虫是通过糖的无氧酵解为其主要代谢途径。

（四）生殖

原虫的生殖种类包括无性生殖、有性生殖，个别虫种有世代交替。

1. 无性生殖　无性生殖包括：

（1）二分裂　细胞核先一分为二，细胞质再分裂，细胞质包绕细胞核最后形成两个子体，如阿米巴原虫滋养体。二分裂是原虫最常见的增殖方式。

（2）多分裂　又称裂体增殖，细胞核先多次分裂，细胞质再分裂并包绕核，最后形成多个子体，如疟原虫。

（3）出芽增殖　母体先经不均等分裂，产生1个或多个芽体，最后分化发育成新个体，如弓形虫。

2. 有性生殖　有性生殖包括：

（1）配子生殖　原虫在发育过程中先分化出雌雄配子，然后雌雄配子结合形成合子，如疟原虫。

（2）接合生殖　同种原虫的两个个体暂时地结合在一起，相互交换核质后分离，再各自行二分裂增殖，如纤毛虫。

有些原虫的生活史中存在有性生殖和无性生殖交替进行的增殖方式，称为世代交替，如疟原虫、弓形虫的生殖过程。

三、生活史

原虫因种类不同而生活史各异。有的原虫生活史较为简单，生活史中只需要一种宿主，如阴道毛滴虫、阿米巴原虫。有些原虫生活史较为复杂，需要在一种以上的宿主体内分别完成无性生殖和有性生殖，如疟原虫。

四、致病性

医学原虫的致病及危害程度除了与虫种、株系、数量、毒力、寄生部位有关，还与宿主的免疫状态有很强的相关性，同时，具有增殖作用、播散致病和机会致病作用的特点。

五、分类

原虫分类有很多种方法，若依据运动细胞器的有无分为：①根足虫纲，以伪足为运动细胞器，如溶组织内阿米巴。②鞭毛虫纲，以鞭毛为运动器官，如阴道毛滴虫。③纤毛虫纲，以纤毛为运动器官，如纤毛虫。④孢子虫纲，无运动细胞器，如疟原虫。

第二节　溶组织内阿米巴

溶组织内阿米巴简称痢疾阿米巴，为阿米巴病的病原体，主要寄生于人体结肠，引起痢疾阿米巴病，也可侵入其他组织，引起肠外阿米巴病。

一、形态

溶组织内阿米巴有两个发育阶段：滋养体和包囊。

（一）滋养体

滋养体是活动、摄食和增殖阶段，也是致病阶段。根据其形态大小、生理及寄生部位不同分为大滋养体和小滋养体。

1. **大滋养体**　又称组织型滋养体。寄生于结肠黏膜、黏膜下及肠外其他组织器官中，具有侵袭力，是致病阶段。在未染色的活体标本中，虫体运动活泼，形态多变，直径20~60mm，内外质分界明显。外质无色透明，常伸出伪足，做定向阿米巴运动。内质呈颗粒状，内含细胞核、食物泡及吞噬的红细胞。内质中有无被吞噬的红细胞是鉴别溶组织内阿米巴与其他肠道阿米巴的要点。经铁苏木素染色后，外质不着色，内质蓝灰色颗粒状，整体结构清晰。1个细胞核经染色为蓝黑色，泡状核，呈车轮状，核膜清晰，核膜内缘有大小一致、分布均匀、排列规则的核染色质粒。核仁清晰，位于中心。核仁与核膜染色质之间有时可见放射状排列、着色较浅的网状核丝。内质吞噬的红细胞被染成蓝灰色（图5-1）。

2. **小滋养体**　又称肠腔型滋养体或共栖型滋养体，寄生于肠腔内，无致病力。虫体呈圆形或椭圆形，约12~30mm。在未染色的活体标本中，虫体伪足短小不明显，运动缓慢，内外质界限不明显，内质中含有被吞噬的细菌而无红细胞。经铁苏木素染色后，核的结构与大滋养体相同（图5-2）。

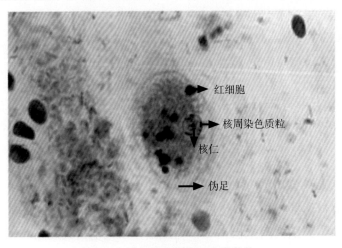

图5-1　溶组织内阿米巴大滋养体

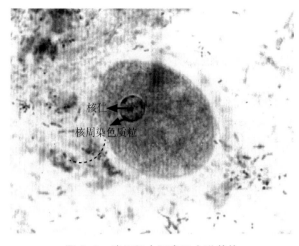

图 5-2　溶组织内阿米巴小滋养体

（二）包囊

包囊是溶组织内阿米巴的感染和传播阶段，由小滋养体形成是虫体的静止阶段，分为成熟包囊和未成熟包囊。

1. 成熟包囊　又称四核包囊，圆球形，直径约 10~20mm。外有较厚囊壁，内有 4 个细胞核。核的构造同滋养体，但体积较小，四核包囊是感染阶段（图 5-3）。

2. 未成熟包囊　包囊含有 1~2 个细胞核，内含棒状的拟染色体和块状的糖原泡，拟染色体和糖原泡是囊内特殊的营养储备结构，并且拟染色体具有虫种鉴定的意义（图 5-4）。

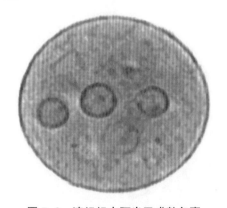

图 5-3　溶组织内阿米巴成熟包囊

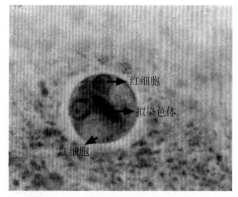

图 5-4　溶组织内阿米巴包囊

未染色包囊囊壁折光性强，核呈圆形的反光体。高倍镜下，成熟包囊拟染色体棒状透明，糖原泡一般看不见。碘液染色后包囊呈棕黄色，核膜与核仁均为浅棕色，较清晰。拟染色体不着色，呈透明的棒状。糖原泡呈黄棕色，边缘较模糊，在未成熟包囊中多见。铁苏木素染色后包囊呈蓝褐色，囊壁不着色，核膜与核仁清晰，细胞核结构类似于滋养体；胞质中蓝褐色的拟染色体呈棒状，成对排列。糖原泡在染色过程中被溶解，故不着色，呈空泡状。

二、生活史

溶组织内阿米巴生活史包括包囊期和滋养体期，基本过程为包囊—滋养体—包囊。感染期为四核的成熟包囊，可随被粪便污染的食品、饮水经口摄入，通过胃和小肠，在回肠末端或结肠，在消化液的作用下，虫体逸出并分裂为 4 个小滋养体。小滋养体主要寄生于回盲部，并以二分裂方式繁殖。当机体处于健康时，部分小滋养体随着肠内容物移至结肠下端，由于营养和水分的减少，虫体开始团缩，分泌囊壁逐渐形成包囊，可随粪便排出体外。未成熟的包囊在外界继续发育成熟，如肠蠕动过快小滋养体也可直接随粪便排出体外，但很快死亡。此时的宿主为带虫者，是重要的传染源。当机体的免疫力下降或肠壁组织受损时，小滋养体借伪足运动和所分泌的溶组织酶及毒素的作用侵入肠壁组织，吞噬红细胞和组织细胞形成大滋养体，并大量繁殖，产生致病作用，也可随血流侵入其他组织或器官，引起肠外阿米巴病。随坏死组织脱落入肠腔的滋养体，可通过肠蠕动随粪便排出体外，滋养体在外界环境中只能短时间存活。组织中的滋养体不能形成包囊。人为溶组织内阿米巴的适宜宿主，猫、狗和鼠等也可作为偶尔的宿主(图 5-5)。

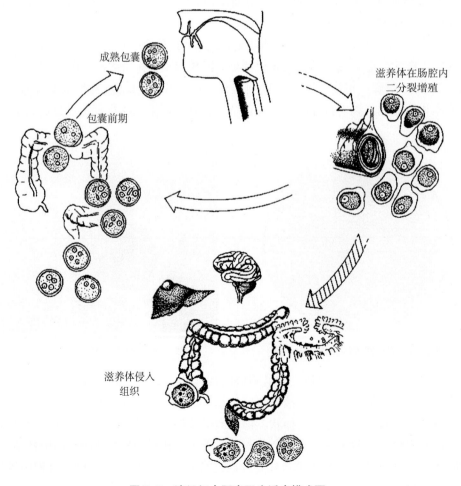

图 5-5　溶组织内阿米巴生活史模式图

三、致病性

溶组织内阿米巴致病能力与原虫的毒力、寄生环境中的理化、生物因素以及宿主的免疫状态有关。滋养体是致病阶段，具有侵入性。人体被感染后，可以表现为无症状带虫者、肠阿米巴病或肠外阿米巴病等多种临床类型，病理和病程变化复杂。

（一）肠阿米巴病

溶组织内阿米巴滋养体可侵入黏膜造成组织损伤，主要与凝集素、阿米巴穿孔蛋白和半胱氨酸蛋白酶这3种重要因子有关，滋养体借助致病因子侵入肠黏膜组织，吞噬红细胞和组织细胞，导致组织液化坏死，形成典型的口小底大烧瓶样溃疡（图5-6）。患者表现为腹痛、腹泻、里急后重、黏液脓血便，每天数次（4~6次），持续1~3周，血便有腥臭味、内含黏膜坏死组织和阿米巴滋养体。其他症状包括恶心、呕吐、腹部不适、胀气等，如果肠穿孔可引起腹膜炎等症状。

（二）肠外阿米巴病

阿米巴可穿破肌层或随血液、淋巴液播散至深部组织和其他脏器，造成肠穿孔和继发性损伤。主要侵害的器官有肝、肺、脑、皮肤等。分别引起阿米巴肝脓肿、肺脓肿、脑脓肿和皮肤脓肿等，其中以肝脓肿最为常见。

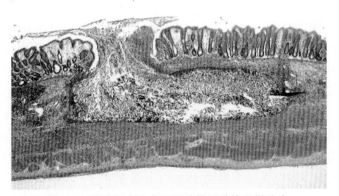

图5-6　溶组织内阿米巴导致的肠壁烧瓶样溃疡

四、实验诊断

（一）病原学检查

从患者的脓血便、稀便和病灶组织内检测阿米巴滋养体，以及从慢性患者和带虫者的成形粪便中检测包囊进行诊断。镜检时注意与其他非致病性阿米巴相鉴别。

1. 粪便检查

（1）生理盐水涂片法　是诊断急性阿米巴痢疾患者有效的方法之一，检查目标为阿米巴滋养体。从急性阿米巴病疾患者脓血便或阿米巴肠炎的稀便中挑选黏液部分，用生理盐水直接涂片镜检。在合适温度（25℃~30℃）下，观察活动滋养体。镜下可见溶组织内阿米巴滋养体运动活跃，内含被吞噬的红细胞是重要的诊断依据。黏液里常含有夏科雷登结晶，可作为与细菌性痢疾鉴别诊断的依据。在检查活滋养体时应注意：①标本必须新鲜；②送检快速；③容器清洁、干燥；④注意保温，否则影响检出率；⑤应在治疗前检查。

（2）碘液涂片法　适用从慢性患者和带虫者的粪便中检查包囊。轻度感染可用硫酸锌漂浮法或用甲醛乙醚沉淀法检查包囊以达到浓集和提高检出率的目的，浮聚后应立即送检，以防止包囊变形。

2. 病灶组织检查

（1）肝脓肿穿刺液检查　脓液呈咖啡色，有腥臭味。

（2）活体组织检查　主要针对慢性患者，用乙状结肠镜从可疑病变处获取组织或分泌物，行活体组织及生理盐水涂片检查。

（二）免疫学检查

常用酶联免疫吸附法、间接荧光素标记抗体试验、间接血凝素试验等方法辅助诊断，其中酶联免疫吸附法较为常用。另外随着科技的发展，核酸探针和体外核酸扩增技术应用于临床能够快速诊断。

五、流行

溶组织内阿米巴病呈世界性分布，主要流行于热带、亚热带地区，特别是经济发展滞后、卫生条件差的地区。在我国各地均有感染报告，全国平均感染率为0.95%，绝大多数是带虫者。

慢性病患者可排出滋养体和包囊，无症状带虫者仅排出包囊，这些带虫者是主要的传染源。一个带虫者每天可以从粪便中持续排出100万到3.5亿个包囊。包囊对外界环境抵抗力较强，低温潮湿的环境中可存活12天以上，在水中可存活9~30天。包囊对化学消毒剂抵抗力也很强，在0.5%甲醛和1%苯酚中可存活30分钟，自来水中余氯量不能杀死包囊。但包囊对干燥或55℃以上温度敏感，均可被杀死。滋养体对外界抵抗力极低，很快死亡；也可被消化液及胃酸杀死。所以慢性患者和带虫者是重要的传染源。

溶组织内阿米巴的主要传播途径是经口感染，如饮用包囊污染的水及误食食物；其次苍蝇和蟑螂的机械性携带包囊污染食物在该病的流行上起着重要作用。

六、防治原则

（一）预防

1.切断阿米巴病传播，保护水源避免污染。

2.科学管理粪便，杀灭粪便中的包囊，防止粪便污染水源及食物。

3.注意个人卫生，养成良好的卫生习惯，防止病从口入。

4.加强饮食服务行业卫生管理，注意环境卫生；消灭苍蝇、蟑螂等传播媒介。

（二）治疗

1.治疗患者和带虫者　甲硝唑为目前治疗阿米巴病的首选药物，主要用于治疗阿米巴痢疾。

2.肠外阿米巴病治疗　主要药物有甲硝唑、替硝唑、碘喹啉、氯喹等，甲硝唑为治疗肝脓肿的首选药。

3.带虫者治疗　选择肠壁不易吸收的药物如巴龙霉素、喹碘方等。

第三节　寄生于人体肠腔内其他阿米巴

寄生于人体消化道的阿米巴除溶组织内阿米巴外，还有结肠内阿米巴、哈门氏内阿米巴、布氏嗜碘阿米巴和微小内蜓阿米巴。它们一般不侵入人体组织产生疾病，常与致病性的阿米巴同时寄生。但当宿主免疫力低下和重度感染时也可引起腹泻或肠功能紊乱。其中结肠内阿米巴最常见，其大小形态与溶组织内阿米巴相似，故应加以区别（表5-1、图5-7、图5-8）。

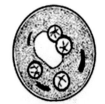
结肠内阿米巴未成熟包囊

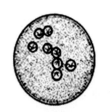
结肠内阿米巴成熟包囊

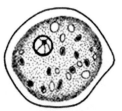
结肠内阿米巴滋养体

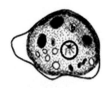
齿龈内阿米巴滋养体

哈门氏内阿米巴单核包囊

哈门氏内阿米巴4核包囊

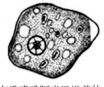
布氏嗜碘阿米巴滋养体

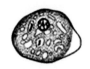
微小内蜓阿米巴滋养体

布氏嗜碘阿米巴包囊

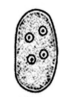
微小内蜓阿米巴包囊

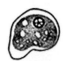
哈氏内阿米巴滋养体

图 5-7　非致病阿米巴原虫包囊　　　　**图 5-8　非致病阿米巴原虫滋养体**

表 5-1　人体肠腔内阿米巴滋养体、包囊特征鉴别

		溶组织内阿米巴（大）	结肠内阿米巴	哈氏内阿米巴	微小内蜒阿米巴	布氏嗜碘阿米巴
滋养体	大小（mm）	20~60	20~50	5~14	6~12	6~20
	运动	非常活泼	迟缓	活泼	迟缓	较活泼
	伪足	指状，清晰	形钝，颗粒状	指状，清晰	形钝，颗粒状	形钝
	细胞外质	丰富	少	丰富	少	少
	细胞核	1个，不易见	1个，可见	1个，不易见	1个，隐约见	1个，不易见
	吞噬物	红细胞	细菌	细菌	细菌	细菌
包囊	大小（mm）	10~20	10~30	5~10	5~10	5~10
	形状	圆形	圆形	圆形	卵圆形	不规则
	细胞核	1~4	1~8	1~4	1~4	1
	拟染色体	棒状	束状或碎片状	短棒状	无	无

小　结

　　根足虫纲是以伪足为其运动及取食的细胞器官。虫体表有一层很薄的细胞膜，使虫体有很大的弹性，可以改变虫体的形状，并做变形运动。

　　溶组织内阿米巴，主要寄生于人体结肠，引起痢疾阿米巴病，也可侵入其他组织，引起肠外阿米巴病。生活史中有大滋养体，小滋养体及包囊三个阶段，其中大滋养体是主要的致病阶段，四核包囊是感染阶段，通过污染水源及食物经口感染，导致腹痛、腹泻、里急后重、黏液（脓）血便，严重可有肠穿孔造成肠外阿米巴。

　　寄生于人体肠腔内的其他阿米巴一般不侵入人体组织产生疾病，常与致病性的阿米巴同时寄生。但当宿主免疫力低下和重度感染时也可引起腹泻或肠功能紊乱。常见的是结肠阿米巴。

同步训练

1. 阿米巴痢疾典型的临床症状是什么？

2. 粪便检查痢疾阿米巴可查出哪些发育阶段？与粪便性状有何关系？

3. 如何用病原学方法诊断急性阿米巴痢疾患者？检查时应注意什么？

第六章　鞭毛虫纲

 知识要点

1. 掌握阴道毛滴虫的形态、生活史及实验室诊断。
2. 熟悉阴道毛滴虫的致病性。
3. 了解阴道毛滴虫的流行与防治。
4. 掌握杜氏利曼原虫的形态、生活史及实验室诊断。
5. 熟悉杜氏利曼原虫的致病性。
6. 了解杜氏利曼原虫的流行与防治。
7. 掌握蓝氏贾第鞭毛虫的形态、生活史及实验室诊断。
8. 熟悉蓝氏贾第鞭毛虫的致病性。
9. 了解蓝氏贾第鞭毛虫的流行与防治。
10. 了解鞭毛虫纲其他寄生虫。

寄生于人体的鞭毛虫属于动鞭纲，以鞭毛为运动细胞器。鞭毛虫种类多，分布广，生活方式多样。主要寄生于消化道、泌尿道、血液及组织液，以二分裂法进行繁殖。寄生在人体的鞭毛虫有十余种，对人体有较大危害性的有阴道毛滴虫、蓝氏贾第鞭毛虫、杜氏利曼原虫。

第一节　阴道毛滴虫

阴道毛滴虫是寄生在人体阴道和泌尿道的鞭毛虫，主要引起滴虫性阴道炎、尿道炎、前列腺炎，是以性传播为主的疾病。

一、形态

阴道毛滴虫的生活史仅有滋养体阶段。活体呈无色透明，有折光性，体态多变，活动力强。固定染色后呈水滴样或梨形，大小约（7~23）mm×（10~15）mm，前端有一个泡状核位于虫体前 1/3 处，核上缘有 5 颗排列成环状的毛基体，由此发出 4 根前鞭毛，1 根后鞭毛。1 根轴柱，纤细透明，纵贯虫体，自后端伸出体外。体外侧前 1/2 处，有一波动膜，其外缘与向后延伸的后鞭毛相连。虫体借助鞭毛摆动前进，以波动膜的波动作螺旋式运动（图 6-1，图 6-2）。胞质内有深染的颗粒，为该虫特有的氢化酶体。

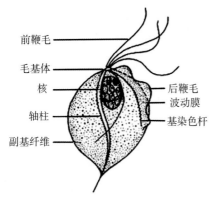

图 6-1　阴道毛滴虫滋养体模式图

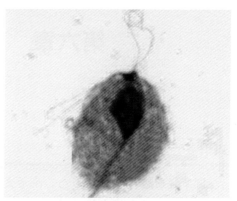

图 6-2　阴道毛滴虫滋养体

二、生活史

阴道毛滴虫生活史仅有滋养体阶段，滋养体既是致病阶段又是感染阶段，以二分裂法繁殖。女性感染者，滴虫寄生于阴道、尿道、膀胱和尿道旁腺，偶尔寄生于前庭大腺，主要寄生于阴道后穹窿；男性感染者，寄生于尿道、前列腺和附睾。

三、致病

阴道毛滴虫的致病与虫株毒力及宿主生理状态有关。正常情况下，健康妇女阴道的内环境因乳酸杆菌的作用而保持酸性（pH3.8~4.4），可抑制虫体及细菌生长繁殖，这称为阴道的自净作用。如果泌尿生殖系统功能失调，如妊娠或月经后，阴道 pH 值接近中性，有利于滴虫和细菌生长、繁殖。而滴虫寄生阴道时，消耗糖原，妨碍了乳酸杆菌的酵解作用，降低了乳酸浓度，从而使阴道的 pH 值变为中性或碱性，滴虫从而大量繁殖，促进继发性的细菌感染，加重炎症反应。

患者表现为阴部瘙痒或烧灼感，分泌物增多，呈灰黄色，泡状，臭味，也有呈乳白色的液状分泌物，当伴有细菌感染时，白带呈脓液状或粉红状。当滴虫感染尿道时可有尿频、尿急和尿痛等症状。男性感染还可引起尿痛、夜尿、前列腺肿大及触痛和附睾炎等症状。有的学者认为阴道毛滴虫可吞噬精子，分泌物影响精子活力，导致男性不育症。

四、实验诊断

取阴道后穹窿分泌物、尿液沉淀物或前列腺分泌物直接涂片或涂片染色镜检，若检获滋养体即可确诊。

（一）阴道分泌物检查

1. 生理盐水涂片　取患者阴道分泌物或尿沉淀物，镜下观察活滴虫。冬季检查注意保暖，以保持阴道毛滴虫的活动能力。

2. 染色标本检查　常用瑞氏或吉氏染色，涂片染色法除了可观察阴道滴虫外，还可根据白细胞和阴道上皮细胞的数量判定阴道清洁度。

3. 培养法　接种阴道分泌物于培养基中，37℃培养48小时后涂片镜检。

（二）尿液、前列腺分泌物检查

对疑为尿道感染者，取2~3ml尿液置于消毒干燥的器皿内，离心沉淀后，取沉淀物做直接涂片、涂片染色或培养检查。前列腺感染者，取前列腺分泌物做上述检查。

也可用免疫学方法，如酶联免疫吸附试验（ELISA）、直接荧光抗体试验（DFA）和乳胶凝集试验（LAT）进行诊断。此外，DNA探针也可用于滴虫感染的诊断。

五、流行

阴道毛滴虫呈世界性分布，在我国的流行也很广泛。各地感染率不一，以20~40岁年龄组的女性感染率最高。传染源为患者和带虫者。传播途径包括直接传播和间接传播，直接传播主要通过性生活传播；间接传播主要通过使用公共浴池、浴具、共用游泳衣裤、坐式马桶等。滋养体在外界环境中抵抗力较强，在半干燥环境下可存活14~20小时，－10℃至少存活7小时，潮湿的毛巾、衣裤中可存活23小时，40℃水中可存活102小时，2~3℃水中可存活65小时，甚至在普通肥皂水中也可存活45~150分钟。因此人体可通过间接方式获得感染。

六、防治原则

尽早发现无症状的带虫者和患者，及时治疗，以减少和控制传染源。夫妻或性伴侣双方应同时治疗方可根治。临床上常用的口服药物为甲硝唑（灭滴灵），治愈率达95%以上。局部治疗可用滴维净或1:5000高锰酸钾溶液冲洗阴道，注意个人卫生和经期卫生。不共用泳衣裤和浴具。在公共浴室提倡使用淋浴。慎用公共马桶，以免间接感染。

第二节　杜氏利曼原虫

杜氏利曼原虫又称黑热病原虫，寄生人和哺乳动物的肝、脾、骨髓、淋巴结等巨噬细胞内，引起内脏利什曼病，又称黑热病，曾是我国五大寄生虫病之一。

一、形态

杜氏利曼原虫生活史有两个阶段，无鞭毛体和前鞭毛体。

（一）无鞭毛体

又称利杜体。虫体卵圆形，大小为（2.9~5.7）mm×（1.8~4.0）mm。经吉氏或瑞氏染液染色后，虫体的胞质呈淡蓝色，胞膜薄，核1个，呈红色，较大，位于虫体的一侧，另一侧有一细小杆状紫红色的动基体，在染色良好时，动基体前方可见一红色粒状的基体和丝状的根丝体（图6-3，图6-4）。

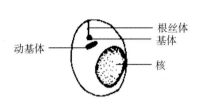

图6-3　杜氏利曼原虫无鞭毛体模式图

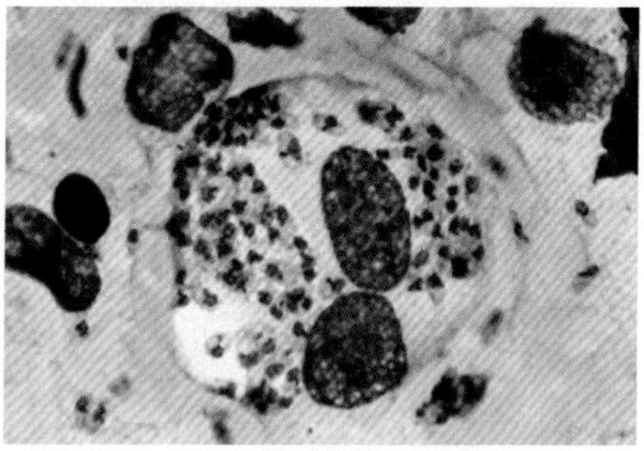

图6-4　杜氏利曼原虫无鞭毛体

（二）前鞭毛体

又称鞭毛体，虫体呈梭形，前半部较宽，后半部较细，大小为（14.3~20）mm×（1.5~8）mm，核位于虫体中部，动基体横位于体前部，基体在动基体之前，并由此发出一鞭毛伸出体外，鞭毛的长度与虫体的长度大致相等。活的前鞭毛体运动活泼，鞭毛不停摆动，常以虫体前端聚集成团，排列成菊花状。经吉氏或瑞氏染液染色后，细胞核、动基体和鞭毛均染成红色，细胞质蓝色（图6-5，彩图6-6）。

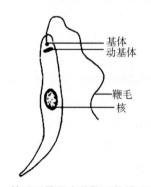
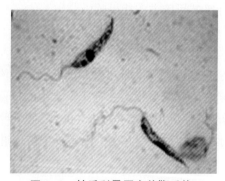

图6-5　杜氏利曼原虫前鞭毛体模式图

图6-6　杜氏利曼原虫前鞭毛体

二、生活史

杜氏利曼原虫生活史有两个阶段，无鞭毛体寄生于人体和保虫宿主体内的巨噬细胞，前鞭毛体寄生于白蛉消化道内。

杜氏利曼原虫传播媒介为白蛉，通过刺吸患者、带虫者或受染哺乳动物组织液和血液时，将含有无鞭毛体的巨噬细胞吸入胃内，巨噬细胞破裂，释放无鞭毛体，24小时内转变为前鞭毛体，二分裂法繁殖。1~3周后前鞭毛体大量聚集在白蛉前胃和咽，当白蛉再次叮咬时将前鞭毛体注入人体和其他哺乳动物。侵入人体的前鞭毛体一部分可被机体多核细胞吞噬消灭，一部分被巨噬细胞吞噬，二分裂增殖大量增殖。感染的宿主细胞破裂，释放大量无鞭毛体，几天后被携带到身体其他部位，再被吞噬细胞吞噬，重复上述过程（图6-7）。

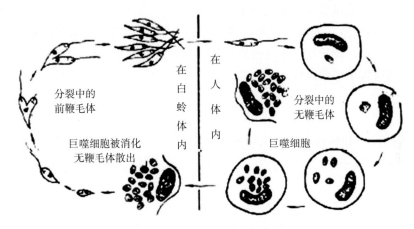

图6-7 杜氏利曼原虫生活史模式图

三、致病性

无鞭毛体在巨噬细胞内大量繁殖，使巨噬细胞破坏和增生。巨噬细胞增生主要见于脾、肝、淋巴结、骨髓等器官。细胞增生是脾、肝、淋巴结肿大的基本原因，其中脾肿大最为常见，出现率在95%以上。

贫血是黑热病重要症状之一，血液中红细胞、白细胞及血小板都减少，即全血象减少。这是由于脾功能亢进，血细胞在脾内遭到大量破坏所致。由于血小板减少，患者常发生鼻衄、牙龈出血等症状。患者血浆内白蛋白明显减少，球蛋白增加，导致白蛋白与球蛋白的比例倒置。免疫缺陷，白细胞数量减少故患者易并发各种并发症，死亡率较高。

在我国除了内脏黑热病外，还有皮肤型黑热病和结节型黑热病。结节常见面部及颈部，呈大小不等的肉芽肿，其内可检查出无鞭毛体。

四、实验诊断

（一）病原检查

1. **穿刺检查** 骨髓、肝、脾、淋巴结都可进行穿刺抽取少量液体，直接涂片染色查无鞭毛体，或是经培养后染色检查。脾穿刺是确诊的最可靠方法，但可引起脾划破、出血、休克、死亡。骨髓穿刺较为安全，是获取无鞭毛体的理想方法。

2. **皮肤活组织检查** 用消毒针头刺破皮损（结节）处皮肤，或用手术刀刮取组织液涂片，染色检查无鞭毛体。

3. **体外培养** 涂片中无鞭毛体数量少，因虫体小，又无明显运动，不易鉴别。用Schneider和NNN培养基，2.2℃~2.5℃培养，可获得大量活动的前鞭毛体，易识别，可提高检出率。

（二）免疫学检查

1.**检测血清抗体** 应用酶联免疫吸附试验、间接血凝试验、对流免疫电泳、间接荧光试验、直接凝集试验等，阳性检出率较高。

2.**检测循环抗原** 可用单克隆抗体抗原斑点试验检测血内循环抗原诊断黑热病，阳性率高，敏感性、特异性、重复性均较好，需血清量少（2ml）。也可用于尿液内循环抗原检查，还可用于疗效评价。

（三）分子生物学检查

聚合酶链反应和核酸探针技术检杜氏测利曼原虫敏感性高，特异性强的特点，还具确定虫种的优点。

五、流行

杜氏利曼原虫病属于人兽共患疾病。本病分布很广，主要流行于亚洲的印度、中国及其地中海地区和国家。在我国，建国初期黑热病流行于 17 个省、市、自治区。建国后，开展了大规模的防治工作，取得了显著成绩。近年来主要在甘肃、四川、陕西、山西、新疆和内蒙古等地有散在病例。另外新疆、内蒙古都证实有黑热病的自然疫源地存在。杜氏利曼原虫传染源主要是患者、带虫者及保虫宿主，传播媒介主要为中华白蛉。

六、防治原则

采用查治患者、捕杀病犬进行传染源控制，防蛉、灭蛉，切断传播渠道，是防治黑热病的关键措施。治疗首选药物葡萄糖酸锑钠，戊脘脒(喷他脒)、二脒替(司替巴脒)等具有抗杜氏利曼原虫活力，但药物毒性大，疗程长，故仅用于抗锑剂患者。

第三节　蓝氏贾第鞭毛虫

蓝氏贾第鞭毛虫简称贾第虫，主要寄生于人和某些哺乳动物的小肠，引起腹泻和消化不良，是一种呈全球性分布的肠道性寄生虫病，也是一种人畜共患性寄生虫病。因本病常见于旅行者，也称为"旅行者腹泻"。

一、形态

本虫生活史中有滋养体和包囊两个阶段。

（一）滋养体

呈纵切、倒置梨形，大小为（9~21）mm×（5~15）mm×（2~4）mm。左右对称，

前端钝圆，后端尖细，背部隆起，腹面扁平，腹面前半部凹陷形成吸盘状陷窝，可吸附于宿主肠黏膜。铁苏木素染色后可见 1 对并列在吸盘状陷窝底部卵圆形的泡状核，无核仁。一对轴柱，4 对鞭毛按其位置分别称为前侧鞭毛、后侧鞭毛、腹侧鞭毛和尾鞭毛。活体时呈透明，活动力强时，作直线翻转运动；活动力弱时，仅在原地左右摆动。滋养体以渗透作用从体表吸取营养（图 6-8，彩图 6-9）。

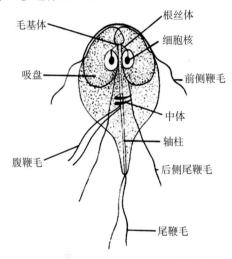

图 6-8　蓝氏贾第鞭毛虫滋养体模式图

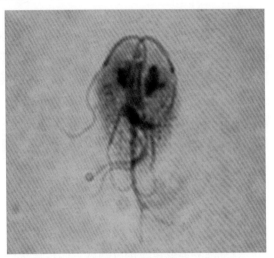

图 6-9　蓝氏贾第鞭毛虫滋养体铁苏木素染色

（二）包囊

呈圆形或椭圆形，大小约（8~14）mm×（7~10）mm。壁厚，光滑，无色，与虫体间有明显的间隙。碘染标本内，未成熟包囊内含 2 个细胞核，成熟的包囊含细胞核 4 个，多偏于一侧。铁苏木素染色，囊壁透明无色，虫体呈蓝黑色，细胞胞质内可明显见到轴柱、鞭毛等（图 6-10，彩图 6-11）。

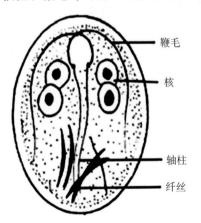

图 6-10　蓝氏贾第鞭毛虫包囊模式图

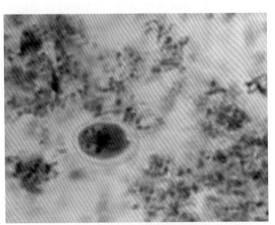

图 6-11　蓝氏贾第鞭毛虫包囊

二、生活史

生活史包括滋养体和包囊两个阶段。滋养体为营养繁殖阶段，四核包囊为传播阶段。人或动物误食被包囊污染的饮水或食物而被感染。包囊在十二指肠内脱囊形成 2 个滋养体，二分裂法大量繁殖，虫体借助吸盘吸附于小肠黏膜表面。当滋养体落入肠腔，随肠蠕动移向结肠，外界环境的改变，滋养体分泌囊壁形成包囊并随粪便排出体外。包囊一般见于成形粪便中，滋养体见于腹泻者粪便中。

三、致病性

蓝氏贾第鞭毛虫寄生于小肠，虫体吸盘对黏膜的机械性损伤，分泌代谢产物对肠黏膜的化学性刺激，导致黏膜充血、水肿，甚至溃烂，影响小肠的吸收功能，另外虫体与宿主竞争基础营养等因素可使得肠黏膜的吸收功能进一步下降，导致维生素 B12、乳糖、脂肪和蛋白质吸收障碍。在临床上表现为，腹痛、腹泻（脂肪泻）、厌食、恶心、胃肠胀气、消化不良、疲倦、体重下降。严重感染如治疗不及时的患儿，可导致营养吸收不良和发育障碍。贾第虫偶可侵入胆道系统，引起胆囊炎或胆管炎。

四、实验诊断

（一）病原检查

找到滋养体或包囊都可确诊。因包囊量排出有间隔性，故应隔日多次收集粪便检查。

1.**粪便检查** 急性期取新鲜粪便标本做生理盐水直接涂片镜检查滋养体。亚急性期或慢性期，用直接涂片碘液染色查包囊。由于包囊排出具有间断性，隔日查一次，连查三次的方法，可提高检出率。当粪便中包囊数量较少时，可采用硫酸锌浮聚法或醛醚沉淀法提高检出率。

2.**十二指肠液或胆汁检查** 粪便检查多次为阴性的可疑者可采用此方法。取引流液直接涂片，或者离心后沉渣检查滋养体，以提高检出率。特别适用于早期感染的检查。

3.**小肠活体组织检查** 借助内窥镜取小肠黏膜组织，标本可先做压片，或用吉氏染液染色后镜检滋养体。本法临床比较少用。

（二）免疫学检查

酶联免疫吸附试验、间接荧光抗体试验和对流免疫电泳试验均有较高的敏感性和特异性。

（三）分子生物学方法

用标记的贾第虫滋养体全基因组 DNA 或用放射性物质标记的 DNA 片段制成的 DNA 探针，对本虫感染均具有较高的敏感性和特异性。PCR 方法也在实验研究之中。这些方法尚未广泛用于临床。

五、流行

蓝氏贾第鞭毛虫呈世界分布，发达国家和发展中国家都有流行，据 WHO 估计全世界感染率为 1%~20%，不发达地区和环境卫生差的地区感染率高，儿童感染率高于成年人。近年来，贾第虫合并 HIV 感染，在同性恋者中流行的报导不断增多。一些家畜和野生动物也常为本虫宿主，故本病也是一种人畜共患病。从粪便排出包囊的人和动物均为传染源。包囊在外界有很强的抵抗力，在 4℃可存活 2 个月，在 37℃也能活 4 天。除 3%碳酸和 2%碘酒对之有较强的杀灭作用外，其他一些常规消毒剂的标准浓度对其并无杀灭作用。水源传播是感染本虫的重要途径，任何年龄的人群对本虫均有易感性，儿童、年老体弱者和免疫功能缺陷者尤其易感。

六、防治原则

预防应注意饮食卫生和个人卫生，托儿所和幼儿园儿童共用的玩具应定期消毒。加强水源管理，科学管理粪便。艾滋患者和其他免疫功能缺陷者，要防止蓝氏贾第鞭毛虫的感染。治疗患者和无症状带囊者，常用药物有甲硝唑（灭滴灵）、呋喃唑酮（痢特灵）、替硝唑。巴龙霉素多用于治疗有临床症状的蓝氏贾第鞭毛虫患者，尤其是感染本虫的孕妇。

第四节　其他鞭毛虫

一、人毛滴虫

人毛滴虫寄生于人体盲肠和结肠，生活史只有滋养体阶段。滋养体呈梨形或者椭圆形，形似阴道毛滴虫，虫体比较小，（5~14）mm×（7~10）mm，具有 3~5 根前鞭毛和 1 根后鞭毛。后鞭毛与波动膜外缘相连，游离于尾端。虫体运动能力强，无方向的运动。1 个细胞核，位于前端，内含 1 个核仁。胞质内含有食物泡和细菌。1 根轴柱纵贯整个虫体（图 6-12）。随粪便排出的滋养体污染食物和水或经蝇类携带，经口感染，以纵二分裂法繁殖，主要引起腹泻，儿童较为常见。本虫世界性分布，以热带和亚热带较为常见。感染率各地不同，我国为 0.2%~9.4%。治疗药物甲硝咪唑（灭滴灵），中药雷丸效果良好。

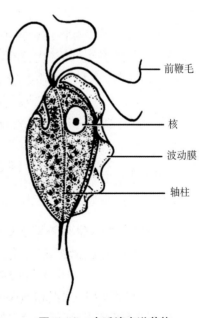

前鞭毛

核

波动膜

轴柱

图 6-12　人毛滴虫滋养体

二、口腔毛滴虫

口腔毛滴虫寄生于人体口腔，常寄生在牙垢、齿龈以及鼻咽部。生活史仅有滋养体阶段，似阴道毛滴虫，呈梨状，大小约（5~16）mm×（2~15）mm。有 4 根前鞭毛和 1 根无游离端的后鞭毛，波动膜稍长于阴道毛滴虫，1个细胞核，位于虫体前部中央，轴柱纤细，从虫体末端伸出。以细菌为食，二分裂法繁殖（图6-13）。本虫不致病，但口腔疾病的患者口腔毛滴虫阳性率较高，它的寄生表示口腔健康欠佳。传播方式主要是直接接触或间接接触，如通过接吻或用污染饮食用具，以及饮用污染水感染。虫体在饮水中可存活几小时。实验诊断主要用齿龈刮拭物生理盐水涂片镜检，或体外培养。平时注重保持口腔卫生，可避免感染。

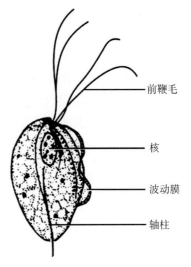

前鞭毛

核

波动膜

轴柱

图 6-13　口腔毛滴虫滋养体

小 结

鞭毛虫属于动鞭纲，以鞭毛为运动细胞器。

阴道毛滴虫寄生于人体阴道和泌尿道，生活史只有滋养体阶段，以二分裂法进行繁殖，引起滴虫性阴道炎、尿道炎、前列腺炎，是以性传播为主的一种疾病。

杜氏利曼原虫又称黑热病原虫，生活史包括前鞭毛体和无鞭毛体两个阶段，无鞭毛体寄生于巨噬细胞内，前鞭毛体寄生于白蛉体内。无鞭毛体在巨噬细胞内大量繁殖，使巨噬细胞破坏和增生，导致肝、脾、淋巴结肿大。

蓝氏贾第鞭毛虫，主要寄生于人和某些哺乳动物的小肠，生活史中有滋养体和包囊两个阶段，滋养体为营养繁殖阶段，四核包囊为传播阶段，蓝氏贾第鞭毛虫主要引起腹泻和消化不良。严重感染如治疗不及时的患儿，可导致营养吸收不良和发育障碍。

同步训练

1. 阴道毛滴虫的感染阶段是什么？人是怎样感染的？实验室如何诊断？
2. 如何用病原学方法诊断杜氏利曼原虫患者？

第七章　孢子虫纲

 知识要点

1. 掌握间日疟原虫的形态、生活史及实验室诊断。

2. 熟悉间日疟原虫的致病性。

3. 了解间日疟原虫的流行与防治。

4. 掌握弓形虫的形态、生活史及实验室诊断。

5. 熟悉弓形虫的致病性。

6. 了解弓形虫的流行与防治。

7. 了解隐孢子虫。

孢子虫纲寄生虫均营寄生生活，主要寄生于宿主细胞内。无明显运动器官，生活史复杂有世代交替现象，两种生殖方式可以在同一个宿主体内完成，也可以分别在两个不同的宿主体内完成。对人类危害较为严重的主要是疟原虫和弓形虫。

第一节　疟　原　虫

疟原虫寄生于人体的红细胞和肝细胞，引起疟疾，曾是我国五大寄生虫病之一。寄生于人体的疟原虫共有 4 种：间日疟原虫、恶性疟原虫、三日疟原虫和卵形疟原虫。疟原虫有严格的宿主特异性。

一、形态

疟原虫主要寄生于人体的肝细胞和红细胞，分别称为红外期和红内期。4 种疟原虫在人体内发育的过程有 4 种形态：小滋养体、大滋养体、裂殖体和配子体，形态各不相同，疟疾的病原学诊断主要是检查红内期疟原虫。现以间日疟原虫为例描述其在薄血膜中红内期各期形态学特点。

（一）小滋养体

早期滋养体又称环状体，胞质呈纤细的环状，中间为空泡，细胞核小，位于环的一侧，外形似戒指。红细胞没有明显变化（图7-1，图7-2）。

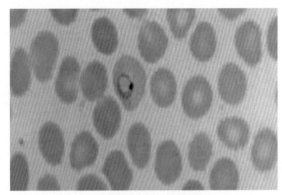

图7-1　间日疟原虫小滋养体模式图　　　　图7-2　间日疟原虫小滋养体

（二）大滋养体

大滋养体又称晚期滋养体，或者是阿米巴样体。虫体明显增大，有时伸出伪足，形态呈多样性不规则，胞质中开始出现疟色素颗粒，胞核亦增大但不分裂。被感染的红细胞肿胀，颜色变淡，并有明显红色的薛氏小点（图7-3，图7-4）。疟原虫寄生于红细胞体内，虫体会消化分解血红蛋白最终产物疟色素。血片经吉氏或瑞氏染液染色后，疟色素呈棕黄色、棕褐色或黑褐色。

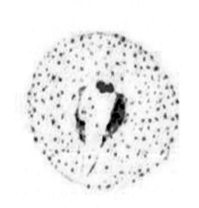

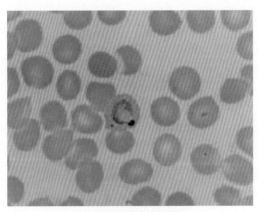

图7-3　间日疟原虫大滋养体模式图　　　　图7-4　间日疟原虫大滋养体

（三）裂殖体

晚期滋养体发育成熟，虫体变圆，胞质内的空泡开始消失，核开始分裂，但细胞质不分裂称为未成熟裂殖体（图7-5，图7-6）。核继续分裂成12~24个，最后胞质随之分裂，每一个核都被部分胞质包裹，成为裂殖子，胞内散在疟色素渐趋集中堆积，呈不规则块状，此时称为成熟裂殖体（图7-7，图7-8）。

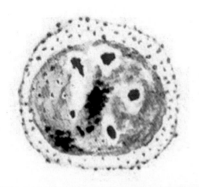

图7-5　间日疟原虫未成熟裂殖体模式图

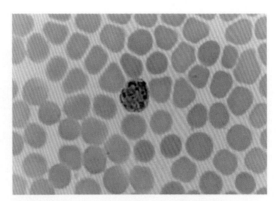

图7-6　间日疟原虫未成熟裂殖体

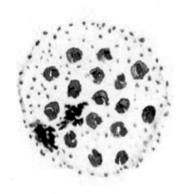

图7-7　间日疟原虫成熟裂殖体模式图

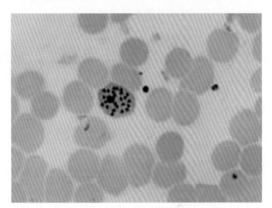

图7-8　间日疟原虫成熟裂殖体

（四）配子体

虫体核不断增大但不再分裂，胞质增多而无伪足，疟色素分布均匀，最后发育成为圆形、卵圆形或新月形的个体，称为配子体；配子体有雌、雄之分：雌配子体虫体较大，胞质致密，疟色素多而粗大，核致密而偏于虫体一侧或居中（图7-9，图7-10）；雄配子体虫体较小，胞质稀薄，疟色素少而细小，核质疏松、较大、位于虫体中央（图7-11，图7-12）。

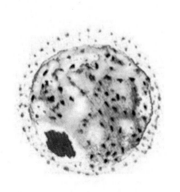

图7-9　间日疟原虫雌配体模式图

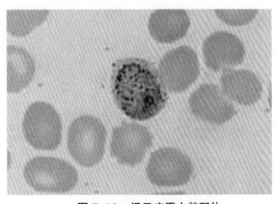

图7-10　间日疟原虫雌配体

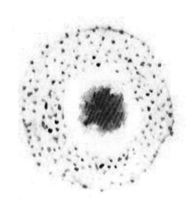

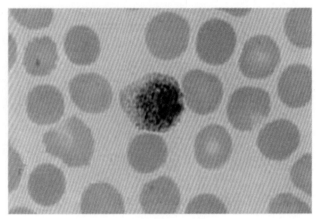

图 7-11　间日疟原虫雄配体模式图　　　　图 7-12　间日疟原虫雄配体

表 7-1　三种疟原虫在薄血膜中的形态学鉴别

虫种	间日疟原虫	恶性疟原虫	三日疟原虫
被寄生红细胞的变化	除环状体外，其余各期均胀大，色淡；滋养体期开始出现较多鲜红色、细小的薛氏小点	正常或略小，可有数颗粗大紫红色的茂氏点	正常或略小；偶见少量、淡紫色、微细的齐氏小点
小滋养体（环状体）	核1个；胞质淡蓝色，环较大，约为红细胞直径的1/3；红细胞内只含1个原虫	核1~2个；环纤细，约为红细胞直径的1/5；红细胞内可含2个以上原虫；虫体常位于红细胞边缘	与间日疟相似
大滋养体（晚期滋养体）	核1个；胞质增多，形状不规则，有伪足伸出，空泡明显；疟色素棕黄色，细小杆状，分散在胞质内	外周血液不易见到，主要集中在内脏毛细血管。体小，圆形，胞质深蓝色；疟色素黑褐色且集中	体小，圆形或带状，空泡小或无，亦可呈大环状；核1个；疟色素深褐、色粗大、颗粒状，常分布于虫体边缘
未成熟裂殖体	核开始分裂，胞质随着核的分裂渐呈圆形，空泡消失；疟色素开始集中，但分布不均	外周血不易见到。虫体仍似大滋养体，但核开始分裂；疟色素集中	虫体圆形或宽带状，核分裂成多个；疟色素集中较迟
成熟裂殖体	虫体充满胀大的红细胞，裂殖子12~24个，排列不规则；疟色素集中并偏于一侧	外周血不易见到。裂殖子8~36个，排列不规则；疟色素集中成团	裂殖子6~12个，排成一环；疟色素常集中于中央
雌配子体	虫体圆形，占满胀大的红细胞，胞质蓝色；核1个，小致密，深红色，偏向一侧；疟色素分散	新月形，两端较尖，胞质蓝色；核结实，深红色，位于中央；疟色素黑褐色，分布于核周围	与间日疟相似，但虫体较小；疟色素分散
雄配子体	虫体圆形，胞质蓝而略带红色；核1个，大而疏松，淡红色，位于中央；疟色素分散	腊肠形，两端钝圆，胞质蓝而略带红色；核疏松，淡红色，位于中央；疟色素分布核周	与间日疟相似，但虫体较小；疟色素分散

表 7-2　三种疟原虫在厚血膜中的形态学鉴别

虫种	间日疟原虫	恶性疟原虫	三日疟原虫
小滋养体	虫体较大，大部分收缩成一团或呈"感叹"号、飞鸟状、间断的环染色较深。	虫体较小；呈哑铃状，染色其甚浅。细胞核常为 2 个。	同间日疟原虫
大滋养体	呈阿米巴状形体，虫体较大，细胞质染色较三日疟原虫为浅，疟色素颗粒细小，棕黄色分布不均。	一般不出现在外周血中	虫体较小，呈圆形或椭圆形；疟色素粗大明显，散在分布。
裂殖体	形体很大有裂殖子 12~24 个，通常为 16~18 个。	一般不出现在外周血中	形体较小；呈圆形；有裂殖子 6~12 个，通常为 8 个。
配子体	虫体大，形圆或椭圆；胞质可断裂呈块；核致密或疏松；偏于一侧，疟色素边缘分布。	虫体较小；半月形或腊肠形；细胞核位于中央，疟色素分布于中央。	虫体较小，形圆或椭圆；其他特点同薄血膜。

二、生活史

4 种疟原虫的生活史基本相同，包括在人体内的裂殖体增殖和在蚊体内先后进行的配子生殖和孢子增殖。疟原虫生活史的一个显著特征是在两个宿主间交替进行的有性生殖和无性增殖。现以间日疟原虫为例叙述疟原虫生活史。

（一）在人体内发育

1. 红细胞外期

子孢子为疟原虫的感染阶段。子孢子主要存在于感染性按蚊的唾液腺中。当按蚊叮刺人体时，子孢子随唾液经蚊口器注入人体血液循环，约 30 分钟内，子孢子从血液循环中消失。进入血液循环的子孢子一部分被巨噬细胞吞噬，另一部分侵入肝实质细胞，开始红细胞外期裂体增殖。虫体进入肝细胞后逐步发育为滋养体，然后核分裂，胞质随之分裂，产生成千上万个卵圆形的肝细胞期裂殖子，此时原虫称为肝细胞期裂殖体。目前认为子孢子有两种类型，即速发型子孢子和迟发型子孢子。当子孢子进入肝细胞后，一部分子孢子进行裂体增殖直接发育成红细胞外期的裂子体，称速发型子孢子；另一部分子孢子需经过一段或长或短的休眠期后，才完成红细胞外期的裂体增殖，称迟发型子孢子。

2. 红细胞内期

肝细胞内发育增殖的裂殖子将肝细胞胀破，并释放入血，侵入红细胞，开始红细胞内期裂体增殖阶段。在红细胞内，裂殖子发育为小滋养体，再依次发育成大滋养体和裂殖体。裂殖体发育成熟后，红细胞破裂，裂殖子释放入血，并侵入新的红细胞，开始新一轮的裂体增殖，此过程称为裂体增殖周期。4 种人体疟原虫完成一个裂殖增殖周期所需的时间为：间日疟原虫和卵形疟原虫均为 48 小时，恶性疟原虫为 36~48 小时，三日疟原虫为 72 小时。间日疟原虫经过 3~5 代增殖后，部分裂殖子侵入红细胞继续发育但核不分裂，逐渐发育为配子体。雌、雄配子体的形成是疟原虫有性生殖的开始。配子体的进一步发育需在蚊体内进行，否则经一定时间后变性而被吞噬细胞清除（图 7-13）。

（二）在蚊体内发育

雌性按蚊叮刺疟疾患者或带虫者时，各期疟原虫随血液吸入蚊胃中，但只有成熟的配子体能进一步发育，并进行配子生殖，其余各期均被消化。雌、雄配子体逐步发育成配子，受精结合后成为合子，合子变长，能活动，形成动合子，穿过胃壁，停留在蚊胃弹性纤维膜下形成卵囊，卵囊逐渐长大并分裂增殖形成大量子孢子。子孢子成熟破囊散出而进入蚊的唾液腺，当雌蚊再次叮咬人体时，子孢子即随唾液进入人体（图 7-13）。

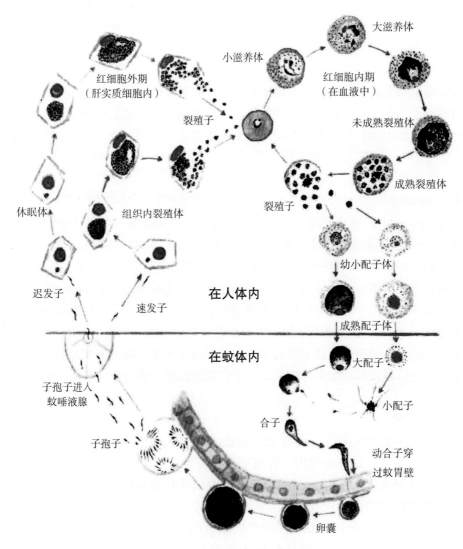

图 7-13　间日疟原虫生活史模式图

三、致病性

（一）潜伏期

指疟原虫侵入人体到出现临床症状的间隔时间，包括红细胞外期原虫发育的时间和红细胞内期原虫经几代裂体增殖达到一定数量所需的时间。恶性疟的潜伏期为 7~27 天；三日疟的潜伏期为 18~35 天；卵形疟的潜伏期为 11~16 天；间日疟的短潜伏期株为 11~25 天，长潜伏期株为 6~12 个月或更长。

（二）发作

疟疾一次典型发作包括寒战、高热和出汗 3 个连续阶段。疟疾发作表现为周期性，两次发作之间为间歇期。发作的原因是由于感染红细胞破裂，其裂殖子及原虫代谢产物等释放入血，部分可被巨噬细胞等吞噬，刺激这些细胞产生内源性致热原，并与疟原虫代谢产物共同作用于下丘脑体温调节中枢，引起寒战和发热，待血中致热原和原虫代谢产物被清除后，体温恢复正常。发作周期与红细胞内期裂体增殖周期一致，典型的间日疟和卵形疟隔日发作 1 次，三日疟隔 2 天发作 1 次，恶性疟隔 36~48 小时发作 1 次。

（三）再燃与复发

急性疟疾发作停止后，如红细胞内疟原虫没有彻底清除，经过数周或数月，这部分残存原虫重新繁殖，可引起发作症状，称为再燃。疟疾初发后，红内期原虫已被彻底清除，但由于肝细胞中迟发型子孢子在某种因素的作用下结束休眠，开始裂体增殖，产生大量裂殖子释放入血，并引起疟疾发作，称为复发。再燃和复发均是在无蚊媒传播再感染情况下发生的。间日疟和卵形疟可有复发，而恶性疟和三日疟无复发现象，但 4 种人体疟疾均有再燃现象。

（四）贫血

疟疾发作数次后，可出现贫血，尤以恶性疟为甚。贫血的原因：①疟原虫直接破坏红细胞。②脾功能亢进，吞噬大量正常的红细胞。③免疫病理的损害。④骨髓造血功能受到抑制。

（五）脾肿大

疟原虫及代谢产物的刺激，使得脾脏充血和巨噬细胞增生，引起脾脏肿大。

（六）重症疟疾

主要由恶性疟原虫引起，多见于对恶性疟无免疫力的人群。按临床表现，重症疟疾可分为脑型疟、肾衰竭、肺水肿、严重贫血、黄疸、超高热和冷厥型等。此型患者可在疟疾发作一二次后突然病症转重，病情发展快而险恶，且死亡率高，常可在几天内死亡。

四、实验诊断

（一）病原学检查

在患者的外周血中如可以查到疟原虫即可确诊，最好在服药以前取血检查。恶性疟在发作开始时采血，间日疟在发作后数小时至 10 余小时采血，取外周血制作厚、薄血膜，经吉氏或瑞氏染液染色后镜检查找疟原虫。薄血膜中疟原虫形态完整、典型，容易识别和鉴别虫种，但原虫密度低时，容易漏检。厚血膜由于原虫比较集中，易检获，但染色过程中红细胞溶解，原虫形态有所改变，虫种鉴别较困难。因此，最好一张玻片上同时制作厚、薄两种血膜，如果在厚血膜查到原虫而鉴别有困难时，可再检查薄血膜。此外，吖啶橙法，对细胞核选择性着色的特性，在荧光显微镜下可见 RNA 呈橙红色荧光，DNA 呈黄绿色荧光，从而利于检出疟原虫。

（二）免疫学检查

循环抗体检测常用的方法有间接荧光抗体试验、间接血凝试验和酶联免疫吸附试验等。用于疟疾的流行病学调查、防治效果评估及输血对象的筛选，在临床上仅作辅助诊断用。循环抗原检测能更好地说明受检对象是否有活动感染。常用的方法有放射免疫试验抑制法、酶联免疫吸附试验、夹心法酶联免疫吸附试验和快速免疫色谱测试卡等。

（三）分子生物学技术

PCR 和核酸探针已用于疟疾的诊断，分子生物学检测技术的最突出的优点是对低原虫血症检出率较高。

五、流行

疟疾呈世界性分布，尤其是热带及亚热带地区，在非洲、亚洲东南部和中部及中南美洲的许多国家，疟疾的流行十分严重。在我国，流行最广的是间日疟，其次为恶性疟，三日疟少见，偶有个别卵形疟病例报道。云南、贵州南部和西部、广东的大部分、广西、海南、福建东南部和台湾，主要为间日疟和恶性疟的流行，云南和海南最为多见。

疟疾流行有传染源、传播媒介和易感者这三个环节。

1. **传染源** 外周血中有配子体的患者和带虫者是疟疾的重要传染源。

2. **传疟媒介** 按蚊是疟疾的传播媒介，我国主要的传疟按蚊是中华按蚊、嗜人按蚊、微小按蚊和大劣按蚊。

3. **易感人群** 除了因某些遗传因素对某种疟原虫表现出不易感的人群及高疟区婴儿可从母体获得一定的抵抗力外，其他人群对人疟原虫普遍易感。

除需具备上述三个基本环节外，流行程度还受自然因素和社会因素的影响。自然因素中温度和雨量最为重要，适合的温度和雨量不仅影响着按蚊的生长发育，还影响原虫在按蚊体内的发育。全球气候变暖，延长了虫媒的传播季节是疫情回升的原因之一。

社会因素如政治、经济、文化、卫生水平及人类的社会活动等直接或间接地影响疟疾的传播与流行。近年来，我国有些地区疫情上升，其主要原因是经济开发后流动人口增加，输入病例增多，引起传染源扩散。

六、防治原则

对疟疾的防治应采取治疗、灭蚊、防护综合防治措施。对易感人群进行服药或接种疫苗，常用药物为氯喹、伯氨喹、乙胺嘧啶、羟基哌喹和中药青蒿素等。

知识链接

疟疾流行于全世界，曾是我国五大寄生虫病之一，新中国成立后，经过全民群防群治、预防服药、环境治理等综合防控措施，疟疾发病率迅速下降，2005年已降至1/10万以下。但最近几年由于人口流动增加，尤其对外交流，特别是大量非洲务工人员增多，导致输入性疟疾病例增多，疟疾发病在局部地区有上升趋势，加强疟疾防治、防止卷土重来有着重要意义。因此2007年5月，第六十届世界卫生大会通过决议，决定从2008年起将每年4月25日或个别成员国决定的一日或数日作为"世界疟疾日"。我国结合实际情况，决定将每年4月26日定为"全国疟疾日"。

第二节　弓　形　虫

刚地弓形虫是猫科动物的肠道球虫，虫体呈弓形，故命名为刚地弓形虫。该虫呈世界性分布，人和多种动物都能感染，引起人兽共患的弓形虫病，尤其在宿主免疫功能低下时，可致严重后果，是一种重要的机会致病原虫。

一、形态

弓形虫发育的全过程有5种不同形态的阶段：滋养体、包囊、裂殖体、配子体和卵囊。其中滋养体、包囊和卵囊与传播和致病有关。在终宿主体内五种形态均可出现，中间宿主体内只有滋养体和包囊。

（一）滋养体

在中间宿主细胞内分裂繁殖的虫体，包括速殖子和缓殖子。游离的速殖子呈香蕉形或半月形，一端较尖，一端钝圆；一边扁平，另一边较膨隆。大小为(4~7)mm×(2~4)mm。活体虫体呈透明色，运动方式多变，有滑动、翻筋斗、沿螺旋路线转动。经吉氏染剂染色后，胞浆呈蓝色，胞核呈紫红色、位于虫体中央（图7-14）。细胞内寄生的虫体呈纺锤形或椭圆形，以内二芽殖法不断繁殖，一般含数个至 20 多个虫体，这个由宿主细胞膜包绕的虫体集合体称假包囊，内含的虫体称速殖子（图 7-15）。

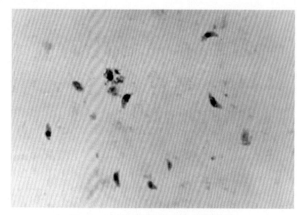

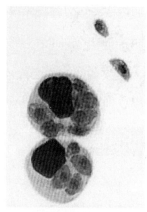

图 7-14　刚地弓形虫游离滋养体　　图 7-15　刚地弓形虫细胞内滋养体

（二）包囊

圆形或椭圆形，直径约 5~100mm，具有一层富有弹性的坚韧囊壁。囊内含数个至数千个滋养体，囊内的滋养体称缓殖子，可不断增殖，其形态与速殖子相似（图 7-16）。包囊可长期在组织内生存，多见于患者的脑、眼、骨骼肌等组织细胞。

（三）卵囊

圆形或椭圆形，直径约 10~12mm，具两层光滑透明的囊壁，其内充满均匀小颗粒。成熟卵囊内含 2 个孢子囊，每个孢子囊含有 4 个新月形的子孢子（图 7-17）。见于猫的粪便中。

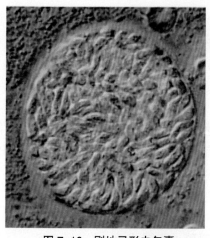

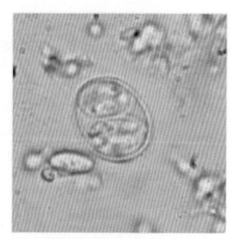

图 7-16　刚地弓形虫包囊　　　　图 7-17　刚地弓形虫卵囊

二、生活史

弓形虫生活史比较复杂，需要两种宿主，分别进行无性生殖和有性生殖。在猫科动物体内完成有性生殖，同时也进行无性生殖，因此猫是弓形虫的终宿主兼中间宿主。在人或其他动物体内只能完成无性生殖，为中间宿主。

（一）中间宿主内的发育

当猫粪中的卵囊或动物肉类中的包囊或假包囊被中间宿主如人、牛、羊、猪等吞食后，在肠内逸出子孢子、速殖子或缓殖子，随即侵入肠壁经血或淋巴进入单核巨噬细胞系统的细胞内寄生，并扩散至全身各器官组织，如脑、淋巴结、肝、心、肺、肌肉等，进入细胞内并进行无性增殖，形成假包囊。包囊在宿主体内可存活数月、数年或更长。当机体免疫功能低下或长期应用免疫抑制剂时，组织内发育成熟的包囊破裂，释出缓殖子，进入血流和其他新的组织细胞继续发育增殖形成包囊，当宿主免疫力低下时则形成假包囊。假包囊和包囊是中间宿主之间或中间宿主与终宿主之间互相传播的主要感染阶段。

（二）终宿主体内的发育

猫或猫科动物是重要的宿主。当终宿主将带有弓形虫的包囊或假包囊吞入消化道而感染。包囊内的速殖子、假包囊内的缓殖子或卵囊内的子孢子在小肠腔逸出，主要在回肠部侵入小肠上皮细胞发育增殖，经 3~7 天，形成裂殖体，成熟后释出裂殖子，而后发育为雌雄配子体，继续发育为雌雄配子，雌雄配子受精成为合子，最后形成卵囊。卵囊破上皮细胞进入肠腔，随粪便排出体外。在适宜的温、湿度环境中经 2~4 天即发育为具有感染性的成熟卵囊。卵囊对外界有较强的抵抗力，适宜环境下可存活 1 年以上（图 7-18）。

三、致病性

弓形虫的侵袭力与虫体毒力及宿主的免疫状态有关，大多数感染者为隐形感染，没有明显临床症状。弓形虫的致病阶段是速殖子期，在细胞内寄生并迅速增殖，以致破坏细胞，速殖子逸出后又侵犯邻近的细胞，如此反复破坏，因而引起组织的炎症反应、水肿、单核细胞及少数多核细胞浸润。临床分为先天性与获得性。先天性是经胎盘传播，当妊娠妇女早期感染弓形虫，导致流产、早产、死产或先天畸形，如无脑儿、小头畸形、小眼畸形、脊柱裂等。获得性弓形虫病，是指出生后由外界获得的感染，淋巴结肿大是最常见的临床表现，多见于颌下和颈后淋巴结。弓形虫最常损害部位是脑和眼部。先天性或后天性免疫缺陷者可使隐性感染状态转为急性或亚急性，从而出现严重的全身性弓形虫病，其中多并发弓形虫脑炎而致死。

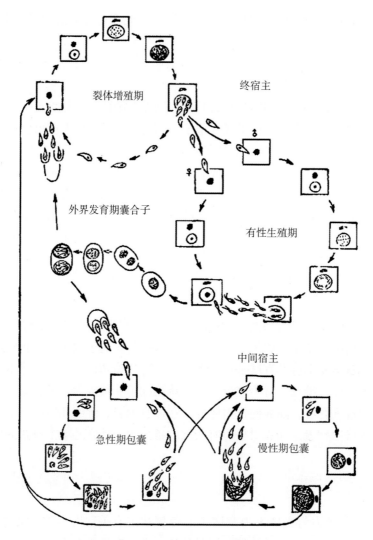

图 7-18　刚地弓形虫生活史模式图

四、实验诊断

（一）病原学检查

1. 涂片染色法

急性期患者取腹水、胸水、羊水、脑脊液、骨髓或血液等，离心后取沉淀物作涂片，或活组织穿刺物涂片，经吉氏染液染色，镜检弓形虫滋养体。该法简便，但阳性率不高，易漏检。也可切片用免疫酶或荧光染色法，观察特异性反应，可提高虫体检出率。

2. 动物接种分离法或细胞培养法

将待检样本接种于小鼠腹腔，一周后剖杀，取腹腔液，镜检滋养体，阴性需盲目传代至少 3 次；待检样本亦可接种于离体培养的单层有核细胞。动物接种分离法或细胞培养法是目前比较常用的病原检查法。

（二）免疫学检查

由于弓形虫病原学检查比较困难，阳性率又不高，所以血清学试验是目前广泛应用的重要辅助诊断手段。主要有：染色试验，间接血凝试验，间接免疫荧光抗体试验，酶联免疫吸附试验验和免疫酶染色试验。近年来随着分子生物学技术的发展，具有敏感性高、特异性强和早期诊断价值的 PCR 和 DNA 探针技术开始试用于临床，起到早期诊断的作用。

五、流行

弓形虫病是一种人畜共患寄生虫病，呈世界性分布。广泛存在于多种哺乳动物体内，人群感染也较普遍。造成弓形虫病广泛流行的原因有：①生活史各阶段都具感染性；②中间宿主广泛；③在终宿主之间、中间宿主之间以及终宿主与中间宿主间均可互相传播；④包囊在中间宿主组织内可长期生存；⑤卵囊排放量大；⑥滋养体、包囊和卵囊均具有较强的抵抗力。

猫及猫科动物是本病的重要传染源。传播方式具有多样性，可经胎盘、口、皮肤黏膜和输血等方式传播。人对弓形虫普遍易感，胎儿和婴幼儿的易感性较成人高，肿瘤和免疫功能缺陷或受损患者比正常人更易感然。

六、防治原则

加强对家畜、家禽和可疑动物的监测和隔离；加强饮食卫生管理和肉类食品卫生检疫制度；包囊对热敏感，在 50℃，30 分钟或 56℃，10~15 分钟即丧失活力，因此应教育群众不吃生或半生的肉、蛋和奶制品；孕妇应避免与猫、猫粪和生肉接触并定期做弓形虫常规检查，以减少先天性弓形虫病的发生。急性期患者应及时治疗，常用药物有乙胺嘧啶、磺胺类如复方新诺明对增殖阶段弓形虫有抑制作用。这两类药物联合应用可提高疗效。

对孕妇感染的首选药物是螺旋霉素。疗程中适当选用免疫增强剂来提高免疫力。

第三节　隐孢子虫

隐孢子虫为人畜共患寄生虫，体积微小，广泛存在于多种脊椎动物体内。寄生于人和大多数哺乳动物的主要为微小隐孢子虫，由微小隐孢子虫引起的疾病称隐孢子虫病，临床主要表现为腹泻。

一、形态

隐孢子虫有滋养体、裂殖体、配子体、合子和卵囊等 5 种形态。卵囊呈圆形或椭圆形，直径 4~6mm，成熟卵囊内含 4 个呈月牙形的子孢子和颗粒状物的残留体。在改良抗酸染色标本中，卵囊为玫瑰红色，背景为蓝绿色，囊内子孢子排列不规则，形态多样，残留体为暗黑（棕）色颗粒状。卵囊为隐孢子虫的感染阶段（图7-19，彩图7-20）。

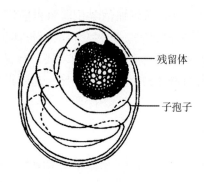

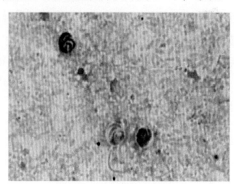

图 7-19　隐孢子虫卵囊模式图　　　　图 7-20　隐孢子虫卵囊

二、生活史

隐孢子虫的生活史简单，整个发育过程不需宿主转换。无性生殖和有性生殖，都在同一宿主体内完成。当宿主吞食成熟卵囊后，在消化液的作用下，子孢子在小肠脱囊而出，进入到肠上皮细胞，先发育为滋养体，再发育为裂殖子。裂殖子被释出后侵入其他上皮细胞，发育为第二代滋养体。第二代滋养体经2次核分裂发育为Ⅱ型裂殖体。成熟的Ⅱ型裂殖体可发育为雌、雄配子体，进入有性生殖阶段，形成合子，而后发育为卵囊。完成完整生活史约需5~11天。

三、致病性

隐孢子虫主要寄生于小肠上皮细胞内。空肠近端是虫体寄生数量最多的部位，严重者可扩散到整个消化道。亦可寄生在呼吸道、肺脏、扁桃体、胰腺、胆囊和胆管等器官。虫体可导致肠上皮细胞的绒毛萎缩，造成肠黏膜受损吸收功能下降，从而引起患者腹泻。临床症状的严重程度与宿主的免疫功能相关。免疫功能正常的宿主的症状一般较轻，潜伏期一般为3~8天，起病急，主要表现为自限性腹泻，大便呈水样或糊状，一般无脓血，日排便2~20余次。常伴有腹痛、腹胀、恶心、呕吐、厌食、口渴和发热。免疫缺陷宿主的患者，常为持续性霍乱样水泻，每日腹泻数次至数十次，量多，可达数升至数十升。常伴剧烈腹痛，水、电解质紊乱和酸中毒。病程可迁延数月至1年。本病是艾滋病患者的主要死亡原因，在国外对艾滋病患者进行隐孢子虫检查已成为常规。

四、实验诊断

主要采用病原学诊断，从患者的粪便中找到卵囊就可确诊。有时呕吐物和痰也可作为受检标本。检查方法有：

1. **金胺–酚染色法**　新鲜或甲醛固定后的标本均可用此法，染色后在荧光显微镜下观察。卵囊圆形呈明亮乳白略带黄绿色荧光。低倍镜下为圆形小亮点，周边光滑，虫体数量多时可遍布视野。高倍镜下卵囊壁薄，中央淡染，似环状。本法简便、敏感，适用于批量标本的过筛检查。

2.改良抗酸染色法　染色后背景为蓝绿色，卵囊呈玫瑰色，圆形或椭圆形，囊壁薄，内部可见 1~4 个梭形或月牙形子孢子，有时可见棕色块状的残留体。但应与粪便标本中存在的红色抗酸颗粒加以鉴别。

3.金胺酚－改良抗酸染色法　先用金胺－酚染色，再用改良抗酸染色复染，光学显微镜下检查，卵囊形态同抗酸染色所示，但非特异性颗粒呈蓝黑色，颜色与卵囊不同，有利于查找卵囊，优化了改良抗酸染色法，提高了检出率。

免疫学诊断方法包括荧光抗体法和酶联免疫吸附试验，均有较高的特异性和敏感性。此外，PCR 基因诊断技术也可进行检测粪便中的卵囊。

五、流行

隐孢子虫病呈世界性分布，在澳大利亚、美国、中南美洲、亚洲、非洲和欧洲均有该病流行。隐孢子虫病流行具备下列特点：2 岁以下的婴幼儿发病率较高，男女间无明显差异；温暖潮湿季节发病率较高；农村多于城市，沿海港口多于内地；经济落后、卫生状况差的地区多于发达地区；畜牧地区多于非牧区；旅游者多于非旅游者。

六、防治

隐孢子虫病至今尚无特效治疗药，螺旋霉素、巴龙霉素和大蒜素有一定疗效。因此，预防是关键，应防止患者及带虫者的粪便污染食物和饮水，注意粪便管理和个人卫生，保护免疫功能缺陷或低下的人，增强其免疫力，避免与患者病畜接触。凡接触患者病畜者，应及时洗手消毒；因卵囊的抵抗力强，患者使用过的便盆等必须在 3% 漂白粉中浸泡 30 分钟后，才能予以清洗。10% 甲醛、5% 氨水可灭活卵囊。此外，65℃ ~70℃ 加热 30 分钟可灭活卵囊，因此应提倡喝开水。

小 结

孢子虫纲主要寄生于宿主细胞内，无明显运动器官，生活史复杂有世代交替现象。

间日疟原虫主要寄生于人体的肝细胞和红细胞，分别称为红外期和红内期。在人体内发育的过程有 4 种形态：小滋养体、大滋养体、裂殖体和配子体，形态各不相同，在蚊体内发育主要形成感染阶段的子孢子。疟原虫侵入人体，可有潜伏期、发作期、复发和再燃，临床表现常见为发热、寒战、贫血、肝脾肿大，感染恶性疟原虫可表现为重症疟疾。

刚地弓形虫是猫科动物的肠道球虫，人兽共患，是一种重要的机会致病原虫。弓形虫发育的全过程有 5 种不同形态的阶段：滋养体、包囊、裂殖体、配子体和卵囊。其中滋养体、包囊和卵囊与传播和致病有关。弓形虫的致病阶段是速殖子期，在细胞内寄生并迅速增殖导致细胞破裂，先天性弓形虫病常导致流产、早产、死产或先天畸形；淋巴结肿大是获得性弓形虫病最常见的临床表现。

　　隐孢子虫为人畜共患寄生虫，体积微小。隐孢子虫有滋养体、裂殖体、配子体、合子和卵囊等5种形态，卵囊是感染阶段。隐孢子虫主要寄生于小肠上皮细胞内，主要临床症状是腹泻。

同步训练

1. 什么是疟疾的发作、复发和再燃？
2. 疟原虫的感染阶段是什么？它的中间宿主和终宿主是什么？感染方式如何？。
3. 简述用厚、薄血涂片诊断疟疾的优缺点。

第八章 医学节肢动物

 知识要点

1. 掌握医学节肢动物对人体危害的方式。
2. 熟悉医学节肢动物的特征及分类。
3. 了解医学节肢动物的防治原则。

第一节 概 述

节肢动物属无脊椎动物的节肢动物门，在自然界，种类繁多，分布广泛。其中直接或间接危害人类健康的节肢动物称为医学节肢动物。

一、主要形态特征

节肢动物的主要特征：①躯体与附肢均分节，左右对称；②体壁由几丁质的外骨骼组成；③具成对的附肢；④循环系统开放，体腔即为血腔，其内充满血、淋巴。

二、分类

与医学有关的节肢动物主要有 5 纲：昆虫纲、蛛形纲、唇足纲、甲壳纲、倍足纲。其中昆虫纲和蛛形纲与人类疾病的关系最密切。

三、对人的危害

医学节肢动物对人类的危害可归纳为两方面，直接危害和间接危害。

（一）直接危害

1. **叮刺和吸血**　如蚊、蚤、虱、臭虫、蜱、螨等对人体所致的直接损害。

2. **毒性损害**　节肢动物通过分泌毒素等引起局部损害甚至全身中毒症状，如蜱、蜈蚣、蝎子等。

3. **超敏反应**　许多节肢动物的分泌物或排泄物是过敏原，可引起宿主的超敏反应，如尘螨。

4. **直接寄生**　有些节肢动物可寄生于人体，如蝇幼虫、潜蚤、疥螨、蠕形螨。

（二）间接危害

医学节肢动物携带某些病原生物，引起各种传染病甚至造成疾病的流行。传播病原体的节肢动物称为传播媒介或病媒。由节肢动物传播的疾病称为虫媒病。根据病原体与节肢动物之间的关系，将节肢动物传播疾病的方式分为两类：

1. **机械性传播**　病原体在节肢动物的体表或体内既无形态改变，也无数量增加，仅随节肢动物的活动被机械地携带、传播和扩散。如蝇携带寄生虫卵、阿米巴包囊及多种其他病原体。

2. **生物性传播**　病原体必须在节肢动物体内经过一定时间的发育和（或）繁殖后，才具有感染力，节肢动物是病原体完成传播过程中不可或缺的环节。如蚊传播丝虫病、疟疾等。生物性传播的方式有四种：发育式、繁殖式、发育繁殖式及经卵传递式。

四、防治原则

医学节肢动物的防治主要针对媒介节肢动物，是预防和控制虫媒病的重要手段。基本原则是综合防治，包括环境治理、物理防治、化学防治、生物防治、遗传防治和法规防治。

第二节　昆　虫　纲

一、昆虫纲概述

 知识要点

1. 掌握昆虫纲节肢动物形态特征及发育特点。

2. 掌握蚊传播的主要疾病，熟悉主要传病蚊种，了解蚊习性。

3. 熟悉蝇的传病结构和传病习性，了解常见蝇种。

4. 了解蚤、虱、臭虫和蜚蠊传播的主要疾病。

昆虫纲是节肢动物中最重要的纲，虫种最多，约有 80 万种，占整个节肢动物的 80% 以上，部分种类与人类健康关系密切。

（一）形态

昆虫纲的主要特征是：成虫分头、胸、腹三部分。头部有触角 1 对，大多数虫种有复眼 1 对。胸部有 3 对足，有的还有 1~2 对翅。腹部由 10~11 节组成，常明显可见（图 8-1）。

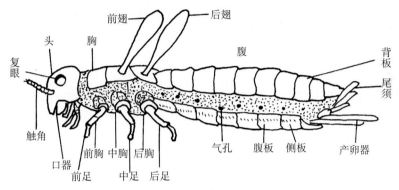

图 8-1 昆虫形态结构

1. 头部　呈半球形，触角分节，为感觉器官。复眼为主要的视觉器官，有的虫种有单眼。口器是摄食器官，主要分为 3 种类型：咀嚼式口器、刺吸式口器和舐吸式口器。蜚蠊的口器为咀嚼式，其上颚、下颚较发达，具有咀嚼功能。蚊的口器为刺吸式，通常又称为喙，像 1 根细长的管子，具有刺割功能。蝇的口器多为舐吸式，其上、下颚均退化，下唇的末端有一个发达呈坐垫样的唇瓣，可吸吮食物。

2. 胸部　胸部分前胸、中胸和后胸三部分，中胸最发达。每节胸部腹面各有 1 对足，即前足、中足和后足；足由基节、转节、股节、胫节、跗节及前跗节组成，有些昆虫前跗节退化成 2 个侧爪。多数昆虫有翅 2 对，双翅目的后翅已退化为平衡棒。

3. 腹部　通常呈长筒状或椭圆形，由 10~11 节组成，但第 1 腹节多已退化或消失殆尽。最后的 2~4 节则衍生为尾器，即昆虫的外生殖器和肛门，外生殖器的形态结构是鉴定虫种的重要依据。腹节末端还有尾须 1 对。

（二）发育与变态

昆虫个体发育由卵至成虫的过程中，昆虫的外部形态、内部结构、生理功能、生活习性及其行为和本能发生变化的总和称为变态。变态是受昆虫基因和激素控制的，主要分为以下两类。

1. 完全变态

完全变态亦称全变态，是指昆虫在其发育过程中，经过卵、幼虫、蛹和成虫四期，其主要特点是具有蛹期；各发育期在形态、结构、生理及生活习性等方面都明显不同，如蚊、蝇、白蛉和蚤等。

2. 不完全变态

不完全变态俗称半变态，是指昆虫在其发育过程中经过卵、若虫和成虫三期，没有蛹期，若虫与成虫在形态特征和生活习性等方面相似，仅若虫个体较小、性器官未发育成熟，如虱、臭虫及蜚蠊等。

二、蚊

蚊属于双翅目、蚊科，种类多，分布广，是最重要的一类医学昆虫。全世界的蚊约有40属，3350多种和亚种。我国的蚊类共有18属，380多种和亚种。危害人类健康的蚊类主要是按蚊属、库蚊属及伊蚊属。

（一）形态

1. **成蚊** 蚊属于小型昆虫，体长1.6~2.6mm。体表有刺、鬃、鳞片等，体色灰褐、棕褐或黑色，体分头、胸、腹三部分（图8-2）。

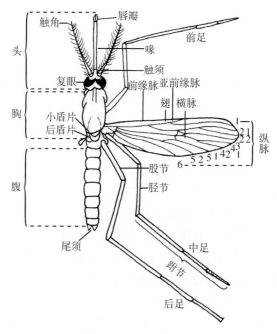

图8-2 成蚊形态结构

（1）头部 似半球形，有复眼、触角及触须各1对。前下方有一刺吸式口器，亦称喙，末端有唇瓣1对。喙包含上内唇和舌各1个，上颚、下颚各1对。雌蚊上颚、下颚末端尖，呈锯齿状，易于刺入皮肤，雄蚊的上、下颚均已退化，不能刺吸血液。触须1对，位于喙的两侧。触角位于额部，在触须的背外侧，雌蚊的触角轮毛短而稀，雄蚊的触角轮毛长而密，这是区别雌雄的重要特征之一。

（2）胸部 分为前胸、中胸和后胸三节，中胸最发达。三节胸的腹侧面各有足1对，足的末端有1对爪。前胸退化，中胸侧面有膜质前翅1对。蚊的后胸有1对由后翅退化形成的平衡棒。中胸和后胸还各有 1 对气门，具呼吸功能。翅及足上的斑点是鉴别蚊种的重要依据。

（3）腹部 由 10 节组成，但仅见 8 节，最后 3 节衍化为外生殖器。雌蚊腹部末端有尾须 1 对，雄蚊腹部末端则为钳状的抱握器，其结构复杂，是鉴别虫种的重要依据。

2. 卵 很小，长约 1 mm，形状及色泽因种而异。

3. 幼虫 俗称孑孓，刚孵出的幼虫长约 1.5mm。体分头、胸、腹三部分。头部腹面有咀嚼式口器，前部两侧还有触角、复眼及单眼各 1 对。胸部略呈方形，不分节。腹部由 9 节组成，在第 8 腹节有呼吸孔 1 对，幼虫可平行地浮于水面呼吸。按蚊腹节背侧有掌状毛，有漂浮作用。

4. 蛹 呈逗点状，分头胸部和腹部，前者膨大，后者弯曲狭长；在头胸部的背面有呼吸管 1 对，三属蚊蛹呼吸管形态不同。腹部分 9 节，第 1 腹节背面有树状毛 1 对，第 8 腹节末端有尾鳍 1 对（图 8-3）。

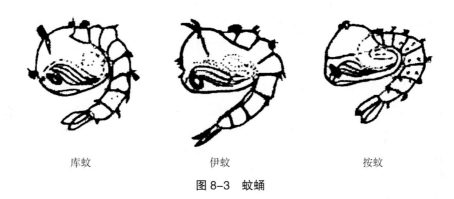

| 库蚊 | 伊蚊 | 按蚊 |

图 8-3 蚊蛹

（二）生活史

蚊的发育为完全变态。生活史分为卵、幼虫、蛹及成虫 4 个时期，前 3 个时期生活于水中，成虫生活于陆地上。雌雄蚊交配后，雌蚊产卵于水中，在夏季经 2~3 天即可孵出幼虫，以水中的微小生物及其他有机物为食；经 5~7 天、蜕皮 4 次后化蛹；再经 1~2 天，蛹内虫体即羽化为成蚊。蚊发育 1 代需 7~15 天，一年繁殖 7~8 代。

（三）生态

1. 孳生地 蚊产卵和生长发育的场所称为孳生地，主要有四种类型（表 8-1）。

表 8-1 常见蚊种孳生环境

类型	孳生地	常见蚊种
大型清洁静止型水体	大面积的稻田、沼泽及河塘	中华按蚊
小型清洁型水体	雨后积水的瓶、罐、盆、桶及缸等	伊蚊
清洁缓流型水体	山涧、小溪等	微小按蚊
污水型水体	污水坑及洼地积水等	库蚊

2. 栖息地 蚊饱食后停息的场所称为栖息地。雌蚊吸血后通常到较阴暗、潮湿、温暖和避风的场所栖息。根据各种蚊的栖息习性或特点，可分为 3 个类型（表 8-2）。

表 8-2 常见蚊种栖息环境

类型	吸血环境	栖息环境	常见蚊种
家栖型	室内	室内	淡色库蚊、致倦库蚊
半家栖型	室内	室外	中华按蚊
野栖型	野外	野外	大劣按蚊

3. 食性 仅雌蚊吸血，每次吸血的时间为数分钟，一只蚊的吸血量多为 3.5~5mg。雌蚊每次从吸血到产卵的周期称生殖营养周期。雄蚊不吸血，以植物汁液为食。雌蚊在 10℃ 以上即开始叮吸人或动物血，最适宜的温度为 20~35℃，相对湿度需在 50% 以上。伊蚊主要在白天吸血，其他蚊类多在夜晚吸血。吸血对象因虫种而异，如嗜人按蚊、大劣按蚊、白纹伊蚊、淡色库蚊及致倦库蚊等嗜吸人血；中华按蚊和三带喙库蚊等偏吸家畜血，兼吸人血。嗜吸人血的蚊种与传播疾病的关系密切，更具有重要医学意义。

4. 交配与产卵 蚊交配主要在黄昏或黎明时分进行。交配前，雄蚊在半空中群舞，雌蚊闻声飞入舞群，并与其中的 1 只雄蚊交配。雌蚊交配 1 次后，精子终生受用。

5. 季节消长与越冬 气候因素对蚊的个体发育、繁殖、活动、寿命以及病原体在蚊体内的增殖等均有明显影响，所以蚊的种群数量可随季节变化而增减。多数蚊种以成蚊越冬，如淡色库蚊、致倦库蚊、三带喙库蚊和中华按蚊等；以幼虫越冬的有微小按蚊和骚扰按蚊；而伊蚊则以卵越冬。

知识链接

　　群舞交配：多数蚊类于交配前有群舞现象，在黄昏和黎明一日两次。舞群中多为雄蚊，雌蚊一生交配受精一次，精子储藏于受精囊内，甚至可带过冬。完成群舞交配后，雄蚊往往很快死亡，而雌蚊则潜入房屋或畜舍，伺机叮吸人或动物血，卵巢发育后再飞到室外产卵于水面或潮湿的土壤。我们常能在黄昏的水边看到一团蚊虫上下飞舞、扑面而来，就是蚊在完成群舞交配。

（四）与疾病的关系

1. 直接危害 蚊的涎液中含有溶菌酶、抗凝剂、凝集素、组胺等，这些物质作为过敏原，可致人体发生过敏反应。表现为局部皮肤瘙痒、肿、痛等。

2. 间接危害 蚊对人体的主要危害是传播疾病，常可传播疟疾、丝虫病、流行性乙型脑炎、登革热等多种疾病。

（五）防治原则

1. **环境治理** 清理房前屋后积水、树洞积水以及疏通沟渠，防止幼虫孳生；清除杂草等使成蚊无栖身之地。

2. **化学防治** 小范围喷洒杀虫剂杀死蚊虫，是一种最直接有效的措施。

3. **物理防治** 常用的方法有纱门、纱窗、电子驱蚊器等。

4. **生物防治** 线虫、微生物可寄生于蚊幼虫，使用生物杀虫剂，如苏云金杆菌或球形芽孢杆菌等，都可降低蚊虫的密度，也可采用稻田养鱼灭蚊幼虫。

5. **遗传防治** 使用多种方法处理媒介蚊虫，使其遗传物质改变，从而降低其生殖能力。如雄性不育、胞质不育、杂种不育、染色体异位、基因替换等。

三、蝇

蝇属于双翅目中的环裂亚目，种类繁多，分布很广，全世界已知的蝇类有 64 科，30000 多种；我国有 4000 余种。蝇能传播多种疾病，对人类有很大危害。

（一）形态

1. **成蝇** 体长通常为 5~10mm，体色可呈暗灰、黄褐、蓝、绿以及黑色等，有的还带有金属光泽。体表有细而软的毛及粗大而硬的鬃。虫体分头、胸、腹三部分（图 8-4）。

（1）头部 头部为半球形，有复眼 1 对，头顶部有单眼 3 个，排列成三角形，称为单眼三角。触角 1 对，分 3 节。口器多为舐吸式，仅少数为刺吸式。在舐吸式口器末端有 1 对肥大唇瓣，食物由此摄入（图 8-5）。

（2）胸部 蝇的前、后胸退化，中胸发达。中胸背板上的鬃毛、斑纹均可作为分类依据。后胸两侧有平衡棒 1 对，中胸两侧着生 1 对翅，翅上有 6 条纵脉为重要分类依据。足 3 对，末端有爪及爪垫各 1 对，并有 1 个爪间突；爪垫上着生浓密的黏毛，可携带大量病原体（彩图 8-6）。

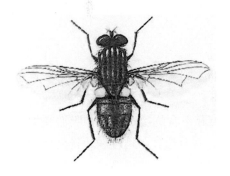
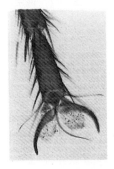
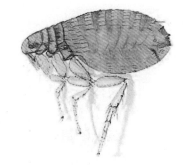

图 8-4 舍蝇成蝇　　　图 8-5 蝇头部　　　图 8-6 蝇爪

（3）腹部 腹部分为 10 节，仅见 5 节，其余已退化或衍生为外生殖器；雄性外生殖器显露，其形态特征是分类的重要依据。

2. **卵** 卵圆形或香蕉状，乳白色，长约 1mm。通常由数十甚至数百个卵堆积成卵块。

　　3. 幼虫　幼虫俗称蛆，乳白色，圆柱状，前尖后钝，无眼无足。3 龄幼虫第 8 节后侧有 1 对后气门，其形状是幼虫分类的重要依据。

　　4. 蛹　蛹圆筒状，棕褐色至黑色，有时略带金属光泽，体表常被有蛹壳。

（二）生活史

　　蝇的发育为完全变态。除少数蝇种（麻蝇）为卵胎生外，蝇的典型生活史均包括卵、幼虫、蛹和成虫 4 个阶段。成蝇羽化后 1~3 天即可交配，数天后产卵。夏季卵产出后 1 天即孵出幼虫。幼虫经 4~8 天发育，停止进食，钻入周围疏松的泥土中静止化蛹。蛹经 3~6 天羽化为成蝇。成蝇寿命为 1~2 个月（图 8-7）。

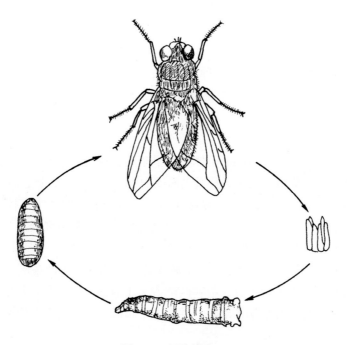

图 8-7　蝇生活史

（三）生态

　　1. 孳生地　幼虫以有机物为食。按孳生地性质的不同，可将其分为粪便类、垃圾类、植物质类、动物质类及寄生类 5 种类型。

　　2. 食性　成蝇的食性分为吸血蝇类、非吸血蝇类和不食蝇类 3 类。非吸血蝇类为杂食性，追香逐臭且喜舐吸食物、分泌物、排泄物等，并有边食、边吐、边排便和后足不断抖身的习性，机械性携带并传播多种病原体。

　　3. 栖息与活动　成蝇栖息与活动场所极为广泛，如垃圾堆、厕所、腐物、圈舍、食堂、宿舍、食品加工厂等，造成疾病的广泛传播。蝇多在室外栖息与活动，白天喜在明亮处活动，夜间则停息在天花板、电线或悬挂物上。活动范围一般在 1~2km 内。

　　4. 季节消长和越冬　蝇对气温的适应性因虫种而异。不同季节、不同地区，蝇种分布有所不同。我国通常将蝇类分为春秋型、夏秋型、夏型及秋型 4 型。夏秋型和秋型蝇类与肠道传染病的关系最为密切。多数蝇类以蛹越冬，少数蝇类亦可以幼虫越冬，以成虫越冬的极少。

（四）与疾病的关系

1. **传播疾病** 蝇类机械性传播的疾病主要有：痢疾、伤寒、霍乱、脊髓灰质炎及肠道寄生虫病等消化道传染病；肺结核和肺炎等呼吸道传染病；沙眼和结膜炎等眼病；皮肤利什曼病、皮肤蝇症、炭疽和破伤风等皮肤传染病。蝇类生物性传播疾病的方式主要是舌蝇通过叮刺吸血传播锥虫病。

2. **蝇蛆病** 蝇蛆寄生在人或动物的组织及器官内，所致疾病称为蝇蛆病。目前，我国已报道的蝇蛆病有 300 多例，主要由狂蝇科、皮蝇科、胃蝇科、麻蝇科的幼虫引起。根据其寄生部位，可将蝇蛆病分为胃肠蝇蛆病，口腔、耳鼻咽蝇蛆病，眼蝇蛆病，泌尿生殖道蝇蛆病及皮肤蝇蛆病等。

知识链接

国外研究者最初从蝇蛆中提取纯化了抗菌肽。抗菌肽原指昆虫体内经诱导而产生的一类分子量在 4KD 左右，具有抗菌活性的碱性多肽物质，仅在鳞翅目、双翅目、鞘翅目和蜻蜓目等 8 个目的昆虫中发现超过 200 多种昆虫抗菌肽类物质。抗菌肽具有广谱抗菌活性，对细菌有很强的杀伤作用，尤其是其对某些耐药性病原菌的杀灭作用更引起了人们的重视。除此之外，人们还发现，某些抗菌肽对部分病毒、真菌、原虫和癌细胞等有杀灭作用，甚至能提高免疫力、加速伤口愈合过程。抗菌肽的广泛的生物学活性显示了其在医学上良好的应用前景。

（五）防治原则

蝇的防治主要采取综合防治措施，主要是加强环境治理，彻底清除垃圾、污物，粪便无害化处理，消除蝇的孳生地。同时辅以物理、化学和生物防治等措施。并制定必要的法律或法规条款，严把食品卫生关，加强卫生监督、检查，依法进行防治。

四、蚤

蚤俗称跳蚤，隶属于蚤目，全世界已知有 2000 多种，我国有 500 多种，为哺乳动物和鸟类的体外寄生虫，传播鼠疫等自然疫源性疾病。

（一）形态

1. **成虫** 体小，长约 1~3mm，棕黄至深褐色。虫体左右侧扁，分头、胸、腹三部分，体表密被鬃或刺。头部呈类三角形，有眼或无眼。触角 1 对，平时在触角窝内，是重要的感觉器官，有辅助交配的作用。口器刺吸式。胸部分为 3 节，无翅，具 3 对足，后足长而发达，故极善跳跃。腹部分 10 节，雄性的第 8、第 9 节和雌性的 7~9 节均变为外生殖器，第 10 节为肛节（图 8-8）。

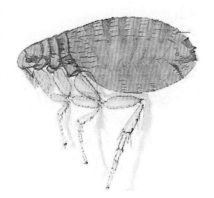

2. 卵　椭圆形，长 0.4~2mm，乳白色，表面光滑且有光泽。

3. 幼虫　白色，蛆状，无眼、无足，分 3 龄。有触角一对，体表有鬃毛，口器为咀嚼式。

4. 蛹　3 龄幼虫身体变白吐丝作茧，茧内化蛹，蛹已具有成虫的雏形，长椭圆形，如受动物扰动、空气振动或温度升高等刺激，均可诱使成虫破茧而出。

图 8-8　蚤成虫

（二）生活史与习性

蚤的发育为完全变态，生活史包括卵、幼虫、蛹和成虫 4 个时期。卵在适宜温度、湿度下经 5 天左右孵出幼虫。幼虫以宿主的皮屑及成蚤的血粪为食，经 2~3 周吐丝、作茧、化蛹。经 1~2 周后，蛹内幼虫蜕皮后羽化为成虫。由卵发育至成虫一般需 1 个月时间。雌蚤、雄蚤交配后吸血，经 1~2 天后即可产卵，一生可产卵数百个。蚤的寿命为 1~2 年。

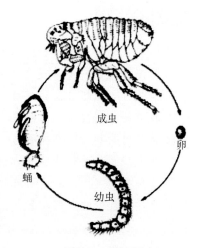

雌蚤、雄蚤均吸血，通常在宿主皮毛或窝巢中活动和产卵。蚤对宿主体温的变化很敏感，当宿主因发病体温升高或死后尸体变冷，即离去另找新宿主，蚤常更换宿主吸血，叮刺频繁，且有边吸、边排粪的习性，这些特点对蚤传播疾病具有十分重要的意义（图 8-9）。

图 8-9　蚤生活史

知识链接

蚤是昆虫跳高冠军，可弹跳高度约 90cm，是它自身"高度"的几十倍。蚤的这个奇特能力与蚤的形态结构有关：身体侧扁，体表的鬃毛、刺、栉均向后长，足长而发达，后足基节特别粗壮。

（三）与疾病的关系

蚤对人体的危害除叮刺吸血、骚扰和潜入皮下寄生外，更重要的是传播多种疾病，主要有鼠疫、鼠型斑疹伤寒。蚤还可作为犬复孔绦虫、缩小膜壳绦虫及微小膜壳绦虫的中间宿主。

（四）防治原则

加强卫生宣传教育，搞好环境卫生，室内应保持干燥、清洁，彻底消灭蚤的滋生场所。防蚤灭蚤则应该加强对犬、猫等家畜、宠物的管理，定期清洗畜舍。

五、虱

虱属于虱目，寄生于人体的虱有人虱和耻阴虱两种。人虱通常又可分为人体虱和人头虱两个亚种。它们是人体表的永久性寄生昆虫。

（一）形态

1. 人虱　成虫体狭长，灰白色，雌虫长达 2.4~3.6mm，雄虫略小。头虱与体虱形态相近，主要区别仅在于头虱虫体略小、体色略深、触角稍粗短等。体分头、胸、腹三部分。头略呈菱形，有 1 对退化的复眼，触角 1 对，刺吸式口器。胸部 3 节愈合，足 3 对，无翅。足末端弯曲的爪与胫节远端内侧的指状胫突相对，形成强有力的攫握器，可牢牢握住宿主体表的毛或内衣的纤毛而不致掉落。腹部分节，雌虫腹部较宽，末端呈"W"形，雄虫腹部较狭，末端呈"V"形，并可有交尾刺伸出。卵俗称虮子，卵表面有胶性，黏附于衣服的纤维或毛上，不易脱落（图 8-10）。

2. 耻阴虱　成虫体形似蟹状，体的长度与宽度略相等，腹部宽短，灰白色。雌虫体长为 1.5~2mm，雄虫稍小。胸腹部相连几乎不可分，足 3 对，前足及其爪均细小，中足、后足强壮，爪也较粗大。腹部前 4 节愈合，前 3 对气门斜列，第 5~8 节侧缘具锥状突起 4 对，上有刚毛（图 8-11、图 8-12）。

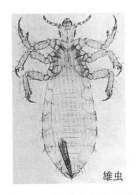

图 8-10　虱雄虫示外生殖器

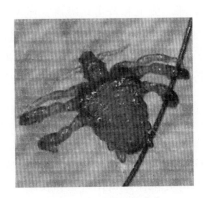

图 8-11　耻阴虱成虫

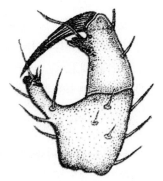

图 8-12　耻阴虱爪结构

（二）生活史与生态

虱的发育为不完全变态，其生活史包括卵、若虫和成虫三期。虱卵经 5~9 天孵出若虫，若虫经 3 次蜕皮，即发育为成虫。人虱的雌虱于交配后 2 天开始产卵，每天产卵7~8 个，一生产卵 200~300 个；而耻阴虱产卵量小，约为 30 个。在适宜温度湿度条件下，虱完成一代发育需 23~40 天。人虱寿命为 1~2 个月，耻阴虱寿命不足 1 个月。雌虱寿命略长，雄虱则均不超过 15 天（图 8-13）。

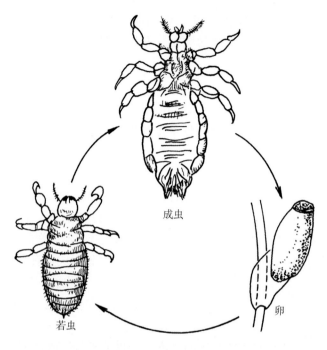

图 8-13　虱生活史

　　人头虱主要寄生于头发上，产卵于发根；人体虱主要生活在人体贴身内衣上，产卵于衣领、裤腰、邹褶等处；耻阴虱常寄生于人体阴毛、肛毛上，也可见于睫毛、腋毛、胸毛等处，产卵于毛的基部。成虫和若虫均吸血，虱不耐饥，若虫每天至少吸血 1 次，成虫则需多次，且边吸血、边排粪。虱对温、湿度变化极为敏感，既怕热又怕冷。当宿主患病发热体温升高时，或者病死后尸体变凉时，虱即离开宿主，这些习性对虱传播疾病有重要意义。人虱的传播是因人际的直接或间接接触引起的，耻阴虱的传播主要是性交或接触坐便器所致。

（三）与疾病的关系

　　1. 叮刺吸血和骚扰　虱叮咬吸血致局部损伤，出现丘疹、瘀斑、剧痒。皮肤经搔挠后常引起继发感染。耻阴虱叮咬部位还可出现蓝色斑痕，局部有虫爬感，遇热更甚；寄生在睫毛上，可致睑缘炎。

　　2. 传播疾病　虱型斑疹伤寒、战壕热、虱传回归热等。

（四）防治原则

　　注意个人卫生，做到四勤：勤洗澡、勤更衣、勤洗被褥、勤洗头发。预防耻阴虱还应做到洁身自好，防止通过性传播。经常暴晒衣物被褥，也可用敌敌畏（DDVP）、灭虱灵、0.02%二氯苯醚菊酯或 0.01%氯氰酯醇剂等药物灭虱。

六、臭虫

臭虫对人的危害主要是通过叮咬引起的直接危害，虽然在它的体内发现了多种病原体，但是这些病原体能否通过臭虫传播目前还没有得到证实。臭虫属半翅目、臭虫科，有温带臭虫和热带臭虫两种，生活在人居室内。

（一）形态

1. **成虫** 椭圆形，背腹扁平，腹部较宽，红褐色，大小为（4~5）mm×3mm。体分头、胸、腹三部分。头部有复眼和触角各 1 对，口器刺吸式。胸部分 3 节，有足 3 对（图 8-14）。

2. **卵** 黄白色，长椭圆形，长 0.8~1.3mm，宽 0.44~0.62mm，前端稍弯，有一倾斜的卵盖。

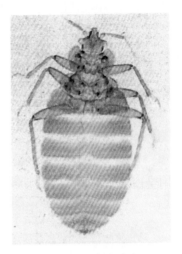

图 8-14 臭虫成虫

（二）生活史与习性

臭虫为不完全变态，其生活史分卵、若虫、成虫三期。卵在 18℃~25℃时约经 1 周即可孵出若虫。若虫吸血，约经 3 周即发育为成虫。雌虫在饱血的情况下，可持续产卵两个多月，可产 75~540 个卵。臭虫从卵发育至成虫的整个过程需 6~8 周，成虫寿命为 9~18 个月。臭虫喜群居，昼伏夜出，此与其臭腺分泌物中含有聚集信息素成分有关。臭虫白天隐匿于床、褥、垫、桌椅、墙壁、地板等处的缝隙内，亦可隐匿于衣物、行李中而被携带扩散（图8-15）。

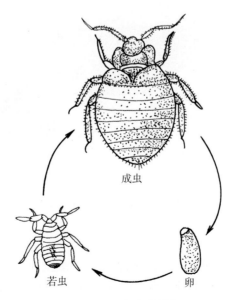

成虫

若虫

卵

图 8-15 臭虫生活史

（三）与疾病的关系

臭虫主要是夜晚吸血骚扰，使人不能安睡，可致局部皮肤损害，奇痒难忍；有时还可引起剧烈过敏反应。

臭虫还被认为可传播多种疾病，有报道曾在自然条件下由臭虫体内检测到鼠疫、麻风病、流行性斑疹伤寒、Q热、克氏锥虫、丝虫病等的病原体。在从床上捕捉的臭虫体内还可检出乙型肝炎表面抗原（HBsAg），且阳性率较高，故有传播乙型肝炎的可能。

（四）防治原则

搞好居室卫生，用沸水烫杀臭虫，填塞家具、墙壁、地板、床、椅等缝隙，以清除臭虫孳生地；也可喷洒杀虫剂灭臭虫。

七、蜚蠊

蜚蠊俗称"蟑螂"，属蜚蠊目，约有4000余种，仅少数虫种与人类关系密切。我国室内常见蜚蠊有德国小蠊、黑胸大蠊、澳洲大蠊及美洲大蠊等。

（一）形态

成虫椭圆形，背腹扁平，棕褐色或红褐色，油亮光泽，大小因虫种而异。体分头、胸、腹三部分。头部较小，口器为咀嚼式。触角细长，有复眼和单眼各1对。胸部扁平，翅2对，足3对，十分发达。腹部分为10节，尾端有尾须1对，雄虫尾部还有1对腹刺。卵荚褐色，钱包状，外壳坚硬，内含16~48个卵（图8-16）。

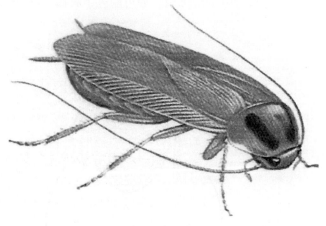

图 8-16　蜚蠊成虫

（二）生活史与习性

蜚蠊为不完全变态，分卵、若虫和成虫三期。雌虫在产卵前先分泌一种物质形成暗褐色坚硬的卵荚，刚产出的卵荚在雌虫腹部末端，经短暂携带后产下，黏附于黑暗隐蔽处。卵期约1月，孵出若虫，形似成虫，约经5个月羽化为成虫。从卵发育至成虫需数月至 1 年以上。雌虫寿命 6~12 月，雄虫的寿命稍短（图 8-17）。

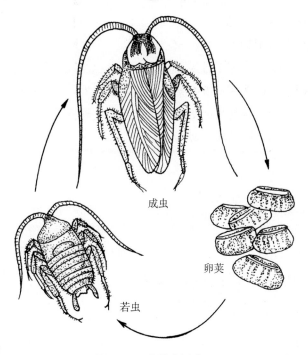

成虫

卵荚

若虫

图 8-17 蜚蠊生活史

蜚蠊分布甚广，喜群居，白天隐藏于靠近有食物、水，且温暖黑暗的夹缝里，甚至人的外耳道内，夜间出来摄食及交配。成虫、若虫均能越冬。蜚蠊为杂食性昆虫，虫体臭腺分泌的蟑螂臭，奇臭难闻。

（三）与疾病的关系

1. 机械携带病原体 蜚蠊的体表和体内（主要是肠道）均能携带细菌、病毒、原虫包囊和蠕虫卵等多种病原体。病原体经蜚蠊消化道排出仍可存活。蜚蠊可传播结核、伤寒、霍乱、细菌性痢疾、阿米巴痢疾、蓝氏贾第鞭毛虫病、肠道蠕虫病及脊髓灰质炎等。

2. 生物性传播 蜚蠊还可作为美丽筒线虫、缩小膜壳绦虫等蠕虫的中间宿主。

3. 引起过敏反应 接触蜚蠊虫体、吸入其尸体粉末或排泄物、食入被蜚蠊污染的食物或被蜚蠊叮咬后，可引起人体皮肤或呼吸器官的过敏反应。

（四）防治原则

环境防治主要是保持室内清洁卫生，堵塞各种缝隙，妥善储藏食品和水源，及时清除垃圾。对成虫主要采用化学药物杀灭，可用 0.3% 二氯苯醚菊酯、0.02% 溴氰菊酯及氯氰菊酯等杀虫剂，它们对人、畜毒性低，而对蜚蠊毒杀效果好。在浸透信息素的纸片上涂黏合剂，作为诱捕器，简便有效，杀灭力强。

第三节　蜱　形　纲

 知识要点

1. 掌握蜱螨亚纲的重要虫种及传播的疾病
2. 熟悉蛛形纲节肢动物的形态特征及生活史特点
3. 了解蛛形纲节肢动物的防治原则

一、蛛形纲概论

蛛形纲节肢动物的形态特征是：身体分为头胸和腹两部分，或头胸腹愈合成一个躯体。成虫具4对足，无触角，无翅。蛛形纲中主要的代表是蜱螨，外形大多圆形或卵圆形，小者仅0.1mm左右，大者达3cm上。头胸腹愈合为一体，称为躯体。躯体不分节，前端有一复合式口器，称为颚体或假头，由螯、口下板、须肢和颚基组成。躯体表面为膜质或革质，上可有骨板、条纹、刚毛等，因种而异。

蜱、螨生活史一般有卵、幼虫、若虫和成虫4个时期，可有1个或多个若虫期，若虫除生殖器官尚未成熟外，其外形均与成虫相似。成熟雌虫可产卵、幼虫或若虫。

二、蜱

蜱属于寄螨目、蜱总科，全世界已知3科，约1000余种；其中我国有2科，11属，120余种，包括100多种硬蜱和10多种软蜱。

（一）形态

1. 硬蜱

俗称"草爬子"。颚体位于躯体前端，从背面可见，由颚基、螯肢、口下板及须肢构成。口器为切割刺吸式，由螯肢和口下板组成，吸血时刺入皮肤。螯肢一对呈长杆状，有锯齿结构。口下板位于螯肢腹面，有纵列的倒齿，为吸血时穿刺和附着的器官。须肢一对较短，分4节，位于颚基前方螯肢两侧，在蜱吸血时起固定和支撑作用。躯体呈长圆形，多为褐色，两侧对称。躯体背面有背板一块，雄蜱躯体背面几乎全部为背板所覆盖，雌虫背板小，仅占躯体背面的前半部，多呈卵圆形。有些蜱的盾板后缘形成不同形式的花饰，称为缘垛。腹面有4对足，各分6节，即基节、转节、股节、胫节、后跗节和跗节。基节部通常有内、外距，第1对跗节背缘亚末端有一哈氏器，具嗅觉功能。生殖孔位于躯体腹面前半部的中央（图8-18、图8-19）。

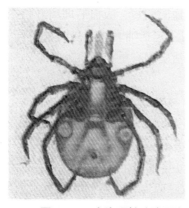

图 8-18　全沟硬蜱（腹面）

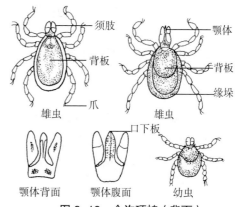

图 8-19　全沟硬蜱（背面）

2. 软蜱

基本形态结构与硬蜱相似，但颚体较小，位于躯体腹面前部。须肢长杆状，活动自如。躯体背面无盾板，表面具颗粒状疣结构，或为皱纹、盘状凹陷。气门板小，位于第Ⅳ对足基节前外侧（图 8-20、图 8-21）。

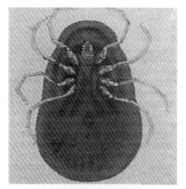

图 8-20　软蜱（腹面）

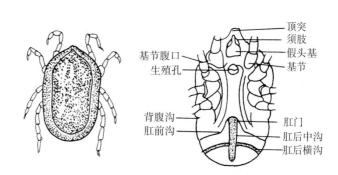

图 8-21　软蜱背面及腹面模式图

（二）生活史与习性

蜱的发育分为卵、幼虫、若虫和成虫 4 个发育阶段。卵呈圆形或椭圆形，集结成堆，一般在 2~4 周内孵出幼虫。幼虫有 3 对足，在宿主体表吸饱血后落地，并蜕皮为若虫。硬蜱若虫仅 1 期，软蜱若虫则为 1~6 期不等。若虫在宿主体表再次吸血后，即蜕皮为成虫。成虫在宿主体表吸血时进行交配，待血液消化后产卵。硬蜱一生仅产卵 1 次，数量为几百个至几千个；软蜱可多次产卵，每次产 100 个左右，一生的产卵总量为 1000 个左右。由卵发育至成蜱，硬蜱为 3 个月至 3 年，软蜱为 2 个月至 2 年。蜱的寿命与虫种、取食情况及环境条件等有关，通常软蜱的寿命比硬蜱的长，在低温下比在高温下活的时间长。

硬蜱常栖息于森林、灌木丛、牧场、草原等野外，吸血多在白天，吸血时间长且量大，能长时间在宿主身上寄生，一生产卵仅一次，产卵后雌虫干瘪死亡。软蜱常栖息于家畜的圈舍、洞穴、鸟巢等地，多在夜间吸血，吸血时间短，吸血后即离开宿主，但可反复吸血，多次产卵，产卵后雌虫不死亡。蜱的宿主包括哺乳类、鸟类、爬行类等，多寄生于宿主皮肤较薄、不易被搔动的部位。蜱在生活史中有更换宿主的现象。

（三）与疾病的关系

1. 叮刺损害　蜱在叮刺吸血时多无痛感，但由于螯肢、口下板同时刺入宿主皮肤，可造成局部充血、水肿等急性炎症反应，还可引起继发感染。

2. 致蜱瘫痪　有的硬蜱唾腺分泌的神经毒素，可导致宿主运动神经纤维的传导阻滞，造成上行性肌肉麻痹，出现瘫痪；严重时，可致呼吸麻痹，引起呼吸衰竭而死亡，此称为蜱瘫痪。

3. 传播疾病　蜱可以传播森林脑炎、莱姆病、蜱传回归热、Q热、苏格兰脑炎、落基山斑点热、北亚蜱媒斑点热等10多种传染病。

（四）流行与防治

全沟硬蜱主要分布在东北、甘肃、内蒙古、西藏和新疆等地；草原革蜱分布在东北、华北、西北和西藏等地；亚东璃眼蜱分布在吉林、内蒙古及西北等地；乳突钝缘蜱分布在新疆及山西等地。根据蜱的生态习性，结合垦荒、因地制宜，采取综合措施，进行全面治理，如铲除灌木，清理禽畜厩舍，堵洞塞缝，以防蜱类孳生。工作人员进入有蜱的环境时，应穿着"五紧服"，长袜长靴，戴防护帽和手套。外露部分应涂抹避蚊胺、邻苯二甲酸酯等驱避剂，以防蜱侵袭。被蜱叮刺者，应及时就医，将蜱取下，并作必要的对症治疗。

三、疥　螨

疥螨为寄生于人和哺乳动物表皮层内的专性寄生螨类，是疥疮的病原体。寄生人体的疥螨为人疥螨。

（一）形态

疥螨微小，虫体略呈圆形或椭圆形，背面隆起，体色乳白或浅黄。雌螨长 0.3~0.5 mm，宽 0.25~0.4mm；雄螨长 0.2~0.3mm，宽 0.15~0.2 mm。颚体短小，螯肢呈钳状，须肢分为 3 节。躯体背面有横行的波状纹及成列的鳞片状皮棘，躯体后半部有几对杆状的刚毛和长鬃。足 4 对，短而粗，呈圆锥形；两对在前，有带柄的吸垫；另两对在后，雌螨后两对足末端均有 1 根长刚毛；雄螨则第 3 对足末端有 1 根长刚毛，第 4 对足末端为柄状吸垫。雌螨躯体腹面中央有一横裂的产卵孔，末端有一纵裂的阴道。雄螨的外生殖器位于第 4 对足基之间略后处。肛门位于体末，为一小圆孔。虫卵呈长椭圆形，淡黄色，壳薄（图 8-22、图 8-23）。

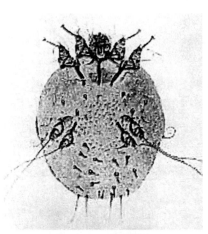

图 8-22 疥螨雌虫

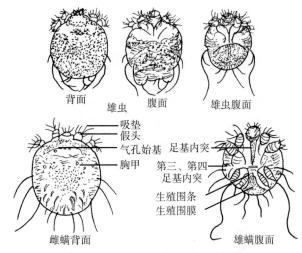

图 8-23 疥螨雌虫、雄虫模式图

（二）生活史

疥螨生活史包括卵、幼虫、前若虫、后若虫
及成虫 5 个时期。虫体寄生在宿主表皮角质层内，
啮食角质组织和淋巴液，并以其螯肢和爪挖掘一条
与体表平行的弯曲隧道。雌性后若虫与雄性成虫交
配后不久，雄虫死亡，而雌虫即在隧道内蜕皮并发
育为成虫产卵。雌虫每天产 2~4 个卵，一生可产
40~50 个卵。卵期一般为 3~4 天，孵出的幼虫大小
为（0.12~0.16）mm×（0.1~0.15）mm，足 3 对，
前 2 对足具柄状吸垫，后 1 对足有一长刚毛。幼虫
很活跃，经 3~4 天蜕皮为若虫，若虫形似成虫。从
卵孵出幼虫至发育为成螨，一般需要 8~22 天，平
均为 15 天。雌螨的寿命为 5~6 周（图 8-24）。

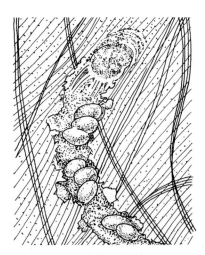

图 8-24 皮肤隧道中的雌疥螨及虫卵

（三）与致病的关系

疥螨多寄生于手指间、手腕屈面、肘窝、脐周、生殖器、腹股沟、下肢、踝及脚
趾间等皮肤薄嫩皱褶部位，女性乳房下方也可寄生，婴幼儿全身皮肤均可波及。皮肤上
会出现散在针尖样淡红色丘疹、直径 2~4mm 的小水泡、乳黄色的脓疱及长约 1 cm 的隧
道，多为对称分布。由于挠抓瘙痒部位可产生抓痕、血痂、色素沉着等继发性损害，久
病且重者可产生湿疹样改变，或继发化脓感染。此外，在阴囊、阴茎等部位可发生红褐
色结节性损害。

引起疥疮的致病因素主要是雄螨挖掘隧道引起的机械性损害，以及虫体排泄物、
分泌物及死亡虫体的裂解产物所引起的超敏反应，近年来很多实验证实疥疮的症状及体
征是免疫应答导致的，属典型的由 T 淋巴细胞介导的迟发性超敏反应。

（四）诊断

根据病史、好发部位及结合临床表现，从典型的隧道顶端表皮取出疥螨即可确诊。常用方法有：

1. **针挑法** 选用消毒针头在"隧道"末端挑破皮肤，挤出疥螨镜检。

2. **刮片法** 用消毒外科手术刀片沾少许矿物油，寻找新发的炎性丘疹，平刮数下，以刮取丘疹顶部的角质部分，至油滴内有细小血点为度，连刮6~7个丘疹后，将刮取物移至载玻片，镜下可发现各期螨体、虫卵及虫粪。

（五）流行与防治

疥螨呈世界性分布，人与人的直接密切接触是疥疮传播的主要途径，性接触是疥螨的一种常见传播方式，故西方认为疥疮是性传播疾病。在我国集体居住的儿童和青少年感染率较高。

加强卫生宣传教育，注意个人卫生，勤洗澡、换衣，避免与患者接触，不穿患者的衣物。患者用过的被服、手套等，应用煮沸或其他消毒方法处理。治疗疥疮的常用药物有：10%硫磺软膏，10%苯甲酸苄酯搽剂，1% DDT霜剂，1%丙体666霜剂，复方敌百虫霜剂，10%优力肤霜及伊维菌素等。

四、蠕形螨

蠕形螨俗称毛囊虫，是一种小型的永久性寄生螨类，在人体寄生的有毛囊蠕形螨和皮脂蠕形螨两种，引起蠕形螨病。

（一）形态

成螨细长呈蠕虫状，长0.1~0.4mm，乳白色，半透明。颚体宽短呈梯形，口器为刺吸式。躯体分足体和末体两部分，腹面有足4对，粗短呈芽突状；末体呈指状，其上有环纹。毛囊蠕形螨细长，末体占体长的2/3以上，末端钝圆；皮脂蠕形螨粗短，末体占体长的1/2，末端呈纺锤形（图8-25、图8-26）。

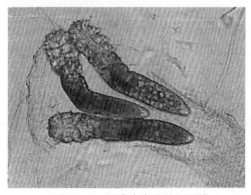
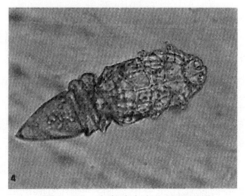

图8-25　毛囊中寄生的蠕形螨　　　　　图8-26　皮脂腺中寄生的蠕形螨

（二）生活史

蠕形螨的生活史包括卵、幼虫、前若虫、若虫和成虫5个时期。雌虫在毛囊或皮脂腺内产卵，卵无色，半透明，蘑菇状或蝌蚪状，大小约为 $104\mu m \times 41.8\mu m$，壳薄，卵内可见幼胚。幼虫细长，足3对，各跗节具有1对三叉爪，约经72h蜕皮为若虫。若虫比成虫细长，末体横纹不清晰。若虫不食不动，经60h发育，蜕皮为成虫。完成一代生活史约需15天，雌螨寿命为4个月左右，雄螨交配后即死亡。

蠕形螨寄生在人体各个部位，主要为额、鼻、鼻唇沟、头皮、颏部、颧部、外耳道及颈部、肩背、胸部、乳头、阴部和肛门等处。毛囊蠕形螨常多个在毛囊口群居，皮脂蠕形螨多单个寄生在皮脂腺内。蠕形螨主要刺吸宿主上皮细胞成分和皮脂腺分泌物，也可利用角蛋白为养料。

（三）致病性

蠕形螨主要寄生在皮脂腺发达的部位，以颜面部为主，其致病性多年来一直众说纷纭，虽然人群感染率很高，但绝大多数为无症状的带虫者。近年的研究表明蠕形螨属条件致病。因螨虫颚体发达，足爪锐利造成的机械刺激及代谢产物、分泌物的化学刺激是可以致病的，程度与宿主的反应性和蠕形螨的寄生数量及是否合并细菌感染等有关。感染重时，虫体的机械刺激使毛囊、皮脂腺增生或破坏，真皮层毛细血管增生并扩张，出现炎症反应，形成痤疮样损害、干性脱屑，若并发细菌感染则可引起毛囊炎、皮脂腺炎、疖肿等继发感染性病灶。常见的蠕形螨病的临床表现为鼻尖、鼻翼两侧、颊等处血管扩张，患处轻度潮红，继而皮肤出现弥漫性潮红、充血、红斑、丘疹、脱屑、瘙痒，经久不愈，发展为痤疮、疖、痈，形成永久性瘢痕。长期慢性刺激使毛囊扩张、上皮变性、角化过度或不全，毛细血管增生、扩张、酒糟鼻形成，皮肤变厚，形成结节、赘瘤，色素沉着于面部，形成色斑。

（四）实验诊断

从毛囊或皮脂腺分泌物中检出蠕形螨病原体即可确诊。检查蠕形螨的方法主要有以下两种。

1. **挤压涂片法**　采用痤疮压迫器或洁齿器挤压或刮取局部毛囊或皮脂腺分泌物，亦可用手指挤压，然后用解剖针将压出的分泌物或刮下的皮屑挑至载玻片，加1滴甘油使之透明，并盖上盖玻片，用小镊子轻压，使油脂均匀地摊开，在低倍镜下检查，必要时可用高倍镜观察。

2. **透明胶纸粘贴法**　于睡前将面部洗净，再将事先剪好贴在载玻片上的透明胶纸启下，粘贴在颜面任何部位，主要是颊部及鼻部，次晨取下胶纸覆贴在载玻片上，在镜下检查。本法安全、简便，检出率高，并有治疗效果；同时，还可按胶纸面积镜检计数，以测定感染度。如为睑缘炎及脱发症患者，可拔取睫毛、头发置载玻片上，滴油、封片镜检。

（五）流行与防治

人体蠕形螨呈世界性分布。国内近期调查结果表明，人群感染率为 27.2%~70%，以毛囊蠕形螨感染为多见。蠕形螨昼夜均可出现于皮肤表面，可通过接触（主要是直接接触）传播。由于蠕形螨对外界环境的抵抗力较强，对温度及酸、碱的适应范围较大，普通肥皂、化妆品等均不能杀死它，故亦可通过间接接触传播。

加强卫生宣教，注意个人卫生，避免与患者密切接触，不与患者共用面盆、毛巾及衣物等生活用品，以预防感染。治疗药物主要有 10% 硫磺软膏、苯甲酸苄脂乳剂和二氯苯醚菊酯霜剂等，外擦局部，症状很快减轻，但不易根治；若兼用内服药，如甲硝唑及维生素 B_2、氯喹等，则疗效更为理想。用 2% 甲硝唑冷霜，疗效亦较满意。

小 结

医学节肢动物能直接或间接危害人畜健康，其以机械携带和生物性传播的方式传播许多疾病，如流行性乙型脑炎、登革热、流行性出血热、流行性斑疹伤寒、鼠疫、疟疾、黑热病等。蚊是昆虫纲的典型代表，是最重要的医学昆虫，我国与疾病关系密切的蚊种分属于按蚊属、库蚊属、伊蚊属，传播的疾病主要有疟疾、丝虫病、流行性乙型脑炎以及登革热。

蝇的传病结构和习性决定其能机械性携带并传播多种病原体，包括肠道传染病、结核、寄生虫病等。同时蝇幼虫可寄生人体引起皮肤、消化道、眼、耳、泌尿生殖道蝇蛆病。蚤生活史为全变态，体侧扁，故为昆虫跳高冠军。蚤前胃具梳齿状几丁质，其特点与蚤传播鼠疫相关。

蛛形纲节肢动物形态特征为：头胸腹常愈合为躯体，足 4 对，无触角无翅，典型代表为蜱、螨，重要虫种有全沟硬蜱、疥螨、蠕型螨、恙螨、尘螨等。传播的疾病有森林脑炎、莱姆病、斑疹伤寒、Q 热、恙虫病、流行性出血热、疥疮、超敏反应性疾病等。

同步训练

1. 举例说明医学节肢动物生物性传播疾病的方式。
2. 蚊主要传播哪些疾病？
3. 试述与蝇类传播疾病有关的形态结构及生活习性。
4. 作为病原体的医学节肢动物主要有哪些？阐述其对人体的危害。

第九章　实训指导

实 训 须 知

实训教学是人体寄生虫学教学的重要环节。学生通过实训可以验证、巩固和加深理解本学科的基本理论知识；掌握常见寄生虫的形态结构和实验观察方法；掌握或熟悉寄生虫学实验的基本操作技能；培养学生实事求是的科学态度、分析问题和解决问题的能力，为从事寄生虫病的诊断、防治和研究工作奠定基础。为此，进行实训时必须做到：

1. 实训前应认真预习、明确实训的目的、内容和要求，实训中按操作规程进行。

2. 实训课不得无故缺席、迟到或早退，进实验室必须穿工作服，携带教材、实训指导、实训报告本及必要的文具（如钢笔、铅笔、彩色铅笔、小尺等）。

3. 实验台上除放标本、显微镜、实训指导和绘图用具外，不要放其他物品。

4. 熟练使用显微镜。显微镜观察的标本多为立体结构，染色有深有浅。在观察中，需不断转换低、中、高倍物镜，随时调节焦距和光线，使被观察物象清晰。一般而言，观察无色或浅色标本时光线宜弱，深色标本光线宜强，低中倍放大时光线稍弱，高倍、油镜放大时光线要强。

5. 实验过程中不得擅自移动示教显微镜视野（尤其是高倍镜、油镜）及大体标本，如有不清楚，由教师代为调节，以免影响其他同学观察。

6. 严格遵守操作程序，爱护教学标本、仪器、试剂等，如有遗失或损坏应报告老师，并按学校规定进行适当赔偿。

7. 遵守课堂纪律，保持实验室的安静，关闭手机、音乐播放器，不得高声谈笑，随便走动或进行与实验无关的活动。

8. 实验结束时，应将标本整理好，物归原处。污物放到指定的地方，不得乱扔乱放，课后留值日生整理和清洁实训室。

9. 绘图作业。绘画寄生虫标本，是本学科基本技能之一。应在仔细观察多个标本基础上，综合其特点按比例描绘。绘图时，力求准确客观，线条清楚。注字要求在同侧以平行线引出。不得抄袭图谱或挂图。

实训一　观察常见线虫成虫、虫卵的形态结构

■ 实训要点

1. 熟练掌握常见线虫成虫形态学特点。
2. 熟练掌握常见线虫虫卵形态学特点。

一、观察蛔虫形态学特征

1. **成虫液浸标本**　观察虫体的形态、大小、颜色、侧线部位和结构。注意雌、雄虫的区别。

2. **成虫头部唇瓣玻片标本**　观察唇瓣的形态、数目与排列方式。

3. **虫卵玻片标本**　观察虫卵的形态、大小、颜色、卵壳与蛋白质膜的特征及内含物。注意蛔虫的受精卵、未受精卵、脱蛋白质膜蛔虫卵的鉴别。

二、观察钩虫形态学特征

1. **十二指肠钩虫及美洲钩虫成虫液浸标本**　观察两种钩虫的形态、大小、颜色。注意两者的区别。

2. **十二指肠钩虫及美洲钩虫成虫玻片标本**　观察两种钩虫口囊、交合伞与交合刺的形态、结构。注意两者的区别。

3. **虫卵玻片标本**　观察虫卵的形态、大小、颜色、卵壳特征及内含物。注意与脱蛋白质膜蛔虫卵的鉴别。

三、观察蛲虫形态学特征

1. **成虫液浸标本**　观察虫体的形态、大小、颜色。注意与钩虫区别。
2. **成虫玻片标本**　观察虫体头部两侧的头翼及咽管特征。
3. **虫卵玻片标本**　观察虫卵的形态、大小、颜色、卵壳特征及内含物。

四、观察鞭虫形态学特征

1. **成虫液浸标本**　观察虫体的形态、大小、颜色。注意雌、雄虫的区别。
2. **虫卵玻片标本**　观察虫卵的形态、大小、颜色、卵壳特征及内含物。

五、观察丝虫形态学特征

马来微丝蚴、班氏微丝蚴玻片标本：观察虫体体态、大小、鞘膜、头间隙的长宽比例、体核的排列特点及尾核的有无等。注意两者的区别。

六、观察旋毛虫形态学特征

1. **成虫玻片标本**　观察虫体的形态、大小、雌虫生殖器官的特点。注意雌、雄虫的区别。

2. **囊包玻片标本**　观察囊包的形态、大小及囊内幼虫的形态、数目。

实训二　观察蛔虫、钩虫、鞭虫所致疾病的病理标本

 实训要点

学会观察蛔虫、钩虫、鞭虫所致疾病病理标本特征。

一、观察蛔虫所致疾病病理标本特征

1. **蛔虫性肠梗阻**　可见大量虫体扭结成团阻塞肠腔。
2. **蛔虫性阑尾炎**　可见蛔虫钻入阑尾。
3. **胆道蛔虫症**　可见蛔虫钻入胆道、胆囊，严重的可见钻入肝脏。
4. **蛔蚴性肺损害**　肉眼可见肺表面出血瘀斑。
5. **蛔蚴性肺炎（HE染色标本）**　可见肺组织中幼虫，其周围有大量细胞浸润。

二、观察钩虫所致疾病病理标本特征

1. **钩虫咬附于肠壁的病理标本**　注意在肠黏膜表面形成的溃疡面及出血点。
2. **钩蚴性皮炎（照片）**　可见钩虫幼虫钻入的皮肤表面出现红色丘疹、水疱、脓疱等。
3. **钩蚴性肺炎（HE染色标本）**　可见肺组织中幼虫，其周围有大量细胞浸润。

三、观察鞭虫所致疾病病理标本特征

鞭虫病病理标本：可见鞭虫寄生于肠壁，以其细长的前端侵入肠黏膜，粗短的体后部则游离于肠腔中。

实训三　粪检虫卵的直接涂片法、饱和盐水漂浮法、

透明胶纸法、钩蚴培养法、厚血膜法

■ 实训要点

1. 学会粪检虫卵的直接涂片法、饱和盐水漂浮法的操作方法及注意事项。
2. 学会透明胶纸法的操作方法及注意事项。
3. 学会钩蚴培养法、厚血膜法的操作方法及注意事项。

一、粪检虫卵的直接涂片法、饱和盐水漂浮法

（一）直接涂片法

1. 操作方法

滴 1~2 滴生理盐水于洁净的载玻片中央，用竹签挑取约火柴头大小的粪便，在生理盐水中涂抹均匀。一般在低倍镜下检查，如用高倍镜观察，需加盖片。

2. 注意事项

（1）滴加生理盐水的量视粪便的稀稠情况而定，不宜过多或过少。

（2）粪膜的厚薄，以透过涂片约可辨认书上的字迹为宜。

（3）加盖玻片时，不要有气泡。

（4）注意虫卵与粪便中异物的鉴别（虫卵具有一定形状和大小，卵壳表面光滑整齐，有色泽；卵内含卵细胞或幼虫）。

（5）检查结果为阴性时，应连续检查 3 次，可提高检出率。

（二）饱和盐水漂浮法

利用虫卵比重小于饱和盐水比重的原理，使虫卵浮集于液面，达到集卵的效果，以提高检出率。

1. 操作方法

（1）用竹签挑取黄豆大小（约 1g）的粪便，置于盛有少量饱和盐水的青霉素小瓶中。

（2）将粪便充分搅匀成混悬状，再用滴管加饱和盐水至略高于瓶口，而不溢出为宜。

（3）取洁净载玻片轻轻置于液面上，静置约 15 分钟左右。

（4）垂直向上提起载玻片，迅速翻转，置镜下观察。

2. 注意事项

（1）粪便必须充分搅匀。

（2）载玻片盖在液面时，注意不要产生气泡。

（3）静置时间需适宜，不宜超过20分钟，否则由于渗透压的改变致虫卵下沉而影响检出率。

（4）翻转玻片时，防止用力过猛导致悬液流落而影响结果。

二、透明胶纸法

（一）操作方法

将透明胶纸剪成略大于玻片的长方块，从玻片一端贴起，另一端反折贴至背面约1cm（检查时将标签贴于此处），将玻片正面一端胶纸掀起，将有胶的一面贴于受检者肛周皮肤上，用棉签按压无胶面，使之充分与肛周粘贴，再贴回原玻片上镜检。

（二）注意事项

1.清晨解便前，勿洗澡，在肛门周围收集虫卵。
2.胶纸与玻片之间注意不要产生气泡。
3.胶纸要充分与肛周皮肤接触，注意不要污染手指。
4.若首次检查为阴性，可连续检查2~3天。

三、钩蚴培养法、厚血膜法

（一）钩蚴培养法

利用钩虫卵在适宜的温度、湿度下较快地发育和孵出钩蚴的原理，而且钩蚴在试管内肉眼可见，在显微镜下可鉴别虫种。

1.操作方法
（1）取洁净小试管加冷开水1ml。
（2）将滤纸剪成T形，横条宽度比试管稍宽，长度可与试管高度等长。
（3）在滤纸条的横条上写好受检者姓名和编号。
（4）用竹签挑取约黄豆粒大小粪便，均匀地涂于纸条中段。
（5）将纸条插入试管，下端浸入水中，水面不宜超过粪便涂抹的位置，以免粪便混入水中。
（6）置20℃~30℃条件下培养，3天后，观察水中有无钩蚴。如为阴性，应继续培养至5天。

2.注意事项
（1）粪便必须新鲜，当日培养。
（2）用剪刀剪成T形滤纸条，保证纸边边缘光滑，防止纸纤维落入水中与幼虫相混淆。
（3）涂粪便部分不要接触水面，如水被粪便污染变浑浊时，应另行换水。
（4）每天从管壁添加少量清水，保持液面高度。

（二）厚血膜法

1. 操作方法（同学可自行检查）

（1）末梢采血（实验前一天，二人一组，互相采血）。

（2）用75%酒精棉球消毒受检者耳垂，待干后用左手拇指与食指捏着耳垂下方，使其皮肤绷紧，右手持采血针，迅速刺耳垂，挤出三大滴血置于清洁载玻片中央。

（3）用玻片的一角，将血滴涂成约1.5cm直径的厚血膜。

（4）将玻片平放，待自然干燥。

（5）将厚血片，贴上标签，平放在试验台上加入清水布满血膜，约15分钟溶血，脱去血红蛋白，至血膜变为乳白色，倾去血膜上的血水，擦干玻片反面的水迹，低倍镜检查全血膜有无微丝蚴。

2. 注意事项

（1）丝虫检查采血时间，以晚上9点至次日凌晨2点为宜。

（2）载玻片必须清洁，不可带油迹，以免使血膜脱落。

实训四　吸　　虫

 实训要点

1. 熟练掌握观察常见吸虫成虫、幼虫、虫卵形态学特点。
2. 学会毛蚴孵化法的操作方法及注意事项。
3. 学会观察常见吸虫中间宿主及媒介植物形态学特点。
4. 学会观察常见吸虫所致疾病的病理标本特征。

一、观察吸虫形态学特征

（一）肝吸虫

1. 成虫液浸标本　观察虫体的形态、大小、颜色。

2. 成虫玻片标本　观察虫体的形态、大小、颜色。注意口腹吸盘、生殖系、消化系等器官的特征。

3. 囊蚴玻片标本　观察囊蚴的形态、大小及内部结构。

4. 虫卵玻片标本　观察虫卵的形态、大小、颜色、卵壳特征及内含物。

（二）姜片虫

1. 成虫液浸标本　观察虫体的形态、大小、颜色。

2. 成虫玻片标本　观察虫体的形态、大小、颜色。注意口腹吸盘、生殖系、消化系等器官的特征。

3. 囊蚴玻片标本　观察囊蚴的形态、大小及内部结构。

4. 虫卵玻片标本　观察虫卵的形态、大小、颜色、卵壳特征及内含物。

（三）肺吸虫

1. 成虫液浸标本　观察虫体的形态、大小、颜色。

2. 成虫玻片标本　观察虫体的形态、大小、颜色。注意口腹吸盘、生殖系、消化系等器官的特征。

3. 囊蚴玻片标本　观察囊蚴的形态、大小及内部结构。

4. 虫卵玻片标本　观察虫卵的形态、大小、颜色、卵壳特征及内含物。

（四）日本血吸虫

1. 成虫液浸标本　观察虫体的形态、大小、颜色及雌、雄虫合抱状态。

2. 成虫玻片标本　观察虫体的形态、大小、颜色。注意口腹吸盘、生殖系、消化系等器官的特征。

3. 毛蚴玻片标本　观察毛蚴的形态、大小及内部结构。

4. 尾蚴玻片标本　观察尾蚴的形态、大小及尾部分叉特征。

5. 虫卵玻片标本　观察虫卵的形态、大小、颜色、卵壳特征及内含物。

二、毛蚴孵化法

（一）操作方法

1. 取 30g 左右粪便，放入塑料杯中，加少许水，用玻棒调成糊状，再加清水搅拌成混悬液，用铜筛将悬液过滤入 500ml 的锥状量杯中。

2. 静置 20 分钟，倾去上层液，留下沉淀物，加满清水，再静置 15 分钟，倾去上层液，如此反复换水沉淀，直至上层液变清为止（一般换水 3 次）。

3. 最后弃去上层清液，用吸管吸取沉渣作涂片，镜检有无虫卵。如果检查了三四张涂片，都未能找到虫卵，则将全部沉渣倒入 250~500ml 的三角烧瓶中，加清水至瓶口，置于 25℃~30℃室温或恒温箱内孵化，每 4~6 小时观察一次，共观察 2~3 次。孵出的毛蚴大多集中瓶颈部做直线运动。

（二）注意事项

1. 粪便必须新鲜，不能混有尿液。气温超过 26℃时，粪便搁置 24 小时后，毛蚴孵出率大减，4 小时后则不能孵出毛蚴。因此，若粪便不能及时孵化，可加生理盐水，调成混悬液，置 4℃冰箱内 1~2 天，不影响孵出率。

2. 毛蚴孵化的最适温度为 25℃~28℃，10℃以下或 30℃以上毛蚴不易孵出。

3. 夏秋季节温度较高，为防止自然沉淀过程中，毛蚴过早孵出被倒掉，可用 1.2% 盐水代替清水，以抑制毛蚴孵出，但最后孵化时仍需用去氯自来水。

4. 河水、塘水中有原生动物，其形态及动态很像毛蚴，易于误诊，故做毛蚴孵化时，沉淀及孵化用水均需经过处理，杀灭水中原生动物。自来水中虽无原生动物，但往往有过多的余氯，对孵化不利，也需经过测定余氯和脱氯处理。

5. 观察时视线应与液面平行，毛蚴为无色透明状可加以黑色背景，易于观察。

三、观察常见吸虫中间宿主及媒介植物形态学特征

（一）肝吸虫

1. 第一中间宿主　观察豆螺、沼螺（螺体高与宽相近）。
2. 第二中间宿主　观察淡水鱼、虾。

（二）姜片虫

1. 中间宿主　观察扁卷螺（螺体扁平）。
2. 媒介植物　观察菱角、荸荠（俗称马蹄）和茭白。

（三）肺吸虫

1. 第一中间宿主　观察川卷螺（螺体呈长圆锥形）。
2. 第二中间宿主　观察溪蟹、虫刺蛄。

（四）日本血吸虫

中间宿主：观察钉螺（螺体呈圆锥形）。

四、观察常见吸虫所致疾病病理标本特征

1. 肝吸虫所致疾病的病理标本　胆道内可见肝吸虫成虫横切面，大量虫卵散布在肝胆管内，胆管上皮细胞增生，呈乳头状突向管腔，胆管周围纤维组织增生，压迫肝实质。

2. 姜片吸虫性肠梗阻　可见大量姜片吸虫完全或部分阻塞肠道。

3. 肺吸虫病肺标本　可见肺表面结节隆起。

4. 肺吸虫所致疾病的病理组织切片标本　可见虫体在组织内引起的病变特征。

5. 肺吸虫病皮下结节（照片）　可见皮下结节。

6. 血吸虫所致疾病的病理标本　在肠系膜静脉内可见黑色丝线状虫体。

7. 血吸虫尾蚴性皮炎（照片）　注意皮炎的特征性表现。

8. 血吸虫晚期患者（照片）　包括腹水型、侏儒型、巨脾型。

实训五　绦　　虫

 实训要点

1. 熟练掌握观察常见绦虫成虫、幼虫、虫卵形态学特点。
2. 学会观察常见绦虫幼虫所致疾病的病理标本特征。
3. 学会猪囊尾蚴检查的操作方法及注意事项。

一、观察绦虫形态学特征

（一）猪带绦虫

1. **成虫液浸标本**　观察虫体的形态、大小、颜色及虫体分节。
2. **成虫成熟节片玻片标本**　观察节片的形态、生殖器官结构。
3. **成虫头节玻片标本**　观察头节的形态、吸盘、顶突及顶突上的两圈小钩。
4. **成虫孕节玻片标本**　观察孕节的形态及子宫分支情况。注意侧枝的排列及数目。
5. **囊尾蚴玻片标本**　观察头节的形态、结构。

（二）牛带绦虫

1. **成虫液浸标本**　观察虫体的形态、大小、颜色及虫体分节。注意与猪带绦虫成虫的区别。
2. **成虫成熟节片玻片标本**　观察节片的形态、生殖器官结构。注意与猪带绦虫成熟节片的区别。
3. **成虫头节玻片标本**　观察头节的形态、吸盘、顶突。注意与猪带绦虫头节的区别。
4. **成虫孕节玻片标本**　观察孕节的形态及子宫分支情况。注意与猪带绦虫孕节的区别。
5. **囊尾蚴玻片标本**　观察头节的形态、结构。注意与猪带绦虫囊尾蚴的区别。

（三）包生绦虫

1. **成虫液浸标本**　观察虫体的形态、大小、颜色及虫体分节。
2. **棘球蚴液浸标本**　观察虫体的形态、大小、颜色。
3. **成虫头节玻片标本**　观察头节的形态、吸盘、顶突及顶突上的两圈小钩。
4. **成虫孕节玻片标本**　观察孕节的形态及子宫的形态。
5. **棘球蚴砂玻片标本**　观察原头节和育囊的形态、结构。

（四）带绦虫虫卵、囊尾蚴

1. **带绦虫虫卵玻片标本**　观察虫卵的形态、大小、颜色、胚膜及内含物。
2. **囊尾蚴浸制标本**　观察虫体的形态、大小、颜色。

二、观察常见绦虫幼虫寄生的病理标本特征

（一）猪囊尾蚴所致病理标本

1. **心囊虫病**　可见心肌纤维间有多个黄豆大小、乳白色囊状物。
2. **脑囊虫病**　可见脑组织间有多个黄豆大小、乳白色囊状物，在脑组织中呈圆形。
3. **肌肉囊虫病**　观察"米猪肉"标本，可见猪肉肌纤维间有多个黄豆大小、乳白色囊状物。

（二）棘球蚴所致病理标本

观察寄生于动物肝或肺中的棘球蚴，可见其为大小不等、乳白色、半透明的圆形囊状物，由囊壁、囊液和棘球蚴砂构成。

三、猪囊尾蚴检查

根据猪囊尾蚴寄生部位的不同，采取不同的检查方法。

1. **皮下、浅层肌肉猪肉囊尾蚴检查**　以手术方法摘取皮下结节或浅部肌肉包块，分离出虫体，直接观察或作压片观察头节形态，如为病理组织切片，应根据猪囊尾蚴的囊壁和头节的基本形态结构特征进行确诊。
2. **脑囊尾蚴、深层肌肉囊尾蚴检查**　采用 X 线、CT、磁共振等检查。
3. **眼囊尾蚴检查**　用眼底镜检查。

实训六　溶组织内阿米巴

 实践要点

1. 熟练掌握显微镜油镜的使用与保养。
2. 熟练掌握观察溶组织内阿米巴的形态结构。
3. 熟练掌握碘液染色法的操作方法及注意事项。
4. 学会观察结肠内阿米巴的形态结构。

一、油镜的使用与保护

1.使用 使用显微镜油镜时，一般是用高倍镜先找到要观察的标本，视野下的标本应该是清楚的，然后将高倍镜右转，这时的物镜应当成"八"字形，玻片标本位于高倍镜与油镜之间。然后，在标本上滴加1滴香柏油，将物镜右转，油镜调整。通过目镜观察标本，用细螺旋进行微调。这种方法，防止直接用油镜观察标本，在调整焦距时，损伤油镜和标本。同时，能更快地观察到标本。

2.保养 油镜使用完毕后，用擦镜纸蘸少许二甲苯，擦去镜头上的香柏油，再用擦镜纸擦去二甲苯。然后将接物镜转成"八"字形，降下聚光灯，罩上镜套放入箱中。

二、观察溶组织内阿米巴的形态结构

1.溶组织阿米巴大滋养体玻片标本（铁苏木染色） 观察虫体的形状、大小、伪足、内质中有无红细胞及其核的结构。

2.溶组织阿米巴包囊玻片标本（铁苏木染色） 观察包囊的形状、大小、核的数目和结构、拟染色体及糖原泡的有无及形状。

3.结肠内阿米巴滋养体玻片标本（铁苏木染色） 观察虫体的形状、大小、伪足、内质及内含物。注意与溶组织内阿米巴滋养体的区别。

4.结肠内阿米巴包囊玻片标本（铁苏木染色） 观察包囊的形状、大小、核的数目和结构及拟染色体。注意与溶组织内阿米巴包囊的区别。

三、碘液染色法

（一）碘液的配置

将碘化钾4g溶于100ml蒸馏水中，再加碘2g，溶解后即可应用。主要用于查原虫包囊。

（二）操作方法

1.用竹签挑取少许粪便（约火柴头大小），涂抹于载玻片的中央。
2.在涂抹有粪便的地方滴加1~2滴碘液。
3.加盖一张盖玻片，置于显微镜油镜下观察。

（三）注意事项

1.包囊在粪便中分布不均，因此每份粪便应做3张。
2.包囊的排出具有间歇性，故可间隔2~3天再检查一次，连查多次。
3.碘液的量不宜太多，否则着色过深，结构不宜看清。

实训七　观察阴道毛滴虫、蓝氏贾第鞭毛虫、杜氏利曼原虫的形态结构

实践要点

1. 熟练掌握观察阴道毛滴虫形态学特点。
2. 熟练掌握观察蓝氏贾第鞭毛虫形态学特点。
3. 熟练掌握观察杜氏利曼原虫形态学特点。

一、观察阴道毛滴虫形态学特征

1. 阴道毛滴虫玻片标本（吉氏）　观察虫体的形态、大小、细胞核、鞭毛、轴柱、波动膜等主要结构。
2. 阴道毛滴虫活体标本　观察虫体的形态、大小、运动方式。

二、观察蓝氏贾第鞭毛虫形态学特征

1. 观察蓝氏贾第鞭毛虫滋养体标本（铁苏木染色）　观察虫体的形状、大小、细胞核、鞭毛和轴柱等主要结构。
2. 观察蓝氏贾第鞭毛虫包囊标本（铁苏木染色）　观察包囊的形态、大小、细胞核的数目和结构、轴柱特征。

三、杜氏利曼原虫形态学特点

1. 观察杜氏利曼原虫无鞭毛体玻片标本（吉氏染色）　观察虫体的形态、大小和结构。
2. 观察杜氏利曼原虫前鞭毛体玻片标本（吉氏染色）　观察虫体的形态、大小和结构。

实训八　疟原虫和弓形虫

实践要点

1. 熟练掌握观察疟原虫红细胞内的形态结构。
2. 学会厚、薄血膜涂片法的操作方法及注意事项。
3. 学会观察弓形虫滋养体的形态结构。

一、疟原虫红细胞内的形态学结构

1.间日疟原虫薄血膜玻片标本（吉氏或瑞氏染色） 选择红细胞分布均匀的部分查虫体。观察、辨认虫体各期的形态、大小及受感染红细胞体积的变化。

2.间日疟原虫厚血膜玻片标本（吉氏或瑞氏染色） 观察、辨认虫体各期的形态、大小。因红细胞已破坏，疟原虫各期形态不易辨认，注意识别。

3.恶性疟原虫薄血膜玻片标本（吉氏或瑞氏染色） 观察、辨认虫体各期的形态、大小、结构及受感染红细胞的变化。

二、疟原虫薄、厚血膜涂片法

（一）操作方法

疟原虫的检查方法通常在一张载玻片上同时进行厚、薄血膜涂片法，两种方法都必须进行固定和染色。

1.薄血膜法

（1）采耳垂或手指1小滴血，滴于载玻片的右1/3与2/3交界处。

（2）以一端边缘光滑的载玻片为推片，将推片的一端置于血滴之前，并与载玻片呈30°~45°夹角，待血液沿推片扩散后，自右向左均匀迅速推片成薄血膜。

（3）待血片充分晾干，用甲醛或无水酒精固定，滴加瑞氏染液或吉氏染液，染色5分钟或10分钟，用缓冲液冲洗，晾干后镜检。

2.厚血膜法

（1）取2大滴，滴于载玻片右1/3处。

（2）用推片的一角由里向外做螺旋推开，将血滴制成直径1cm均匀的圆形厚血膜。

（3）血片上滴加数滴蒸馏水进行溶血，待血膜呈灰色时，将水倒去晾干。

（4）按照上述方法将血膜固定、染色、镜检。

（二）注意事项

1.采血时间根据各疟原虫在人体外周血中出现规律，间日疟和三日疟患者可在发作前、后数小至10小时采血最佳，恶性疟原虫应在发作开始不久做血检。

2.载玻片用清水清洗干净后晾干，再用稀释清洁液浸泡1~2天，取出后用水冲洗干净，最后用蒸馏水冲洗，烘干，经95%酒精浸泡后，擦干。清洗过的玻片用干净无油的纸包好备用。

3.取血量要适宜，血量多，夹角小，血量少，夹角大。

4.推片时用力和速度要均匀，切勿重复推片（理想的血膜应是一层红细胞分布均匀，血膜末端呈舌状）。

5.若薄、厚血片同时制片，应用蜡笔划线将厚、薄血膜分开，以免厚血膜溶血时影响薄血膜，或甲醇固定薄血膜时影响厚血膜。

6. 固定与染色时，必须将血片晾干，否则染色时容易脱落。

7. 血膜中的血小板、白细胞碎屑、染料渣等，易与疟原虫混淆，镜检时应注意区别。

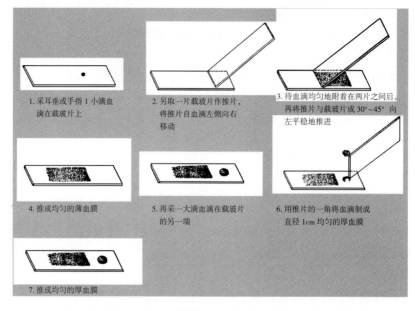

1. 采耳垂或手指 1 小滴血滴在载玻片上

2. 另取一片载玻片作推片，将推片自血滴左侧向右移动

3. 待血滴均匀地附着在两片之间后，再将推片与载玻片成 30°~45° 向左平稳地推进

4. 推成均匀的薄血膜

5. 再采一大滴血滴在载玻片的另一端

6. 用推片的一角将血滴制成直径 1cm 均匀的厚血膜

7. 推成均匀的厚血膜

三、观察弓形虫滋养体的形态结构

1. 弓形虫滋养体玻片（吉氏染色） 观察虫体形状、大小、细胞核形状与位置。

2. 弓形虫假包囊玻片（吉氏染色） 观察虫体形状、大小、结构。

3. 弓形虫包囊玻片（吉氏染色） 观察虫体形状、大小、结构。

实训九　昆虫纲和蛛形纲

 实训要点

1. 学会观察蚊、蝇成虫、幼虫、蛹及卵形态学特点。

2. 学会观察虱、蚤成虫、卵形态学特点。

3. 熟练掌握人蠕形螨检查的操作方法及注意事项。

一、观察昆虫纲形态学特征

（一）蚊

1. 常见蚊成虫针插标本 观察成虫的形态、大小、体色和头、胸、腹各部分的主要结构与特征。

2. 蚊翅玻片标本　观察翅脉的分支情况及翅上有无黑白斑。

3. 蚊头部玻片标本　观察头部的复眼、触角、触须、喙的结构。

4. 蚊口器玻片标本　观察刺吸式口器的结构。

5. 三属蚊（按蚊、库蚊、伊蚊）卵玻片标本　观察三属蚊卵的形态、大小、颜色及结构，从卵的形态来鉴别三属蚊卵。

6. 三属蚊（按蚊、库蚊、伊蚊）成熟幼虫玻片标本　观察虫体的分节情况、头部与腹部的主要结构，从幼虫的呼吸管及掌状毛来鉴别三属蚊的幼虫。

7. 三属蚊（按蚊、库蚊、伊蚊）蛹玻片标本　观察三属蚊蛹的形态、大小、颜色及呼吸管的特征，从蛹的呼吸管来鉴别三属蚊蛹。

（二）蝇

1. 常见蝇成虫针插标本　观察成虫的形态、大小、体色、胸部背面情况、腹部及复眼颜色、第四纵脉走向等主要与分类有关的结构。

2. 蝇卵浸制标本　观察虫卵的形态、大小、颜色。

3. 蝇幼虫浸制标本　观察蝇幼虫的形态、大小、颜色。

4. 蝇蛹浸制标本　观察蝇蛹的形态、大小、颜色。

5. 蝇翅玻片标本　观察翅脉的形态及第 4 纵脉与第 3 纵脉末端的距离。

6. 蝇头部玻片标本　观察头部的复眼、单眼、触角、触角芒、喙的特征。

7. 蝇足玻片标本　观察足的分节情况，尤其是第 5 跗节末端的爪、爪垫和爪间突。

（三）蚤

1. 蚤成虫针插标本　观察成虫的形态、大小、体色及与分类有关的特征。

2. 蚤成虫玻片标本　观察虫体的形态、大小、颜色、虫体分节以及腹部末端等特征。注意雌、雄虫体的区别。

3. 蚤卵玻片标本　观察虫卵的形态、大小、颜色、结构等特征。

（四）虱

1. 虱成虫针插标本　观察成虫的形态、大小、体色及与分类有关的特征。

2. 体虱和头虱玻片标本　观察虫体的形态、大小、颜色及抓握器等主要结构。注意雌、雄虫体的区别。

3. 耻阴虱玻片标本　观察耻阴虱的形态、大小、颜色及主要结构。注意与人虱的区别。

4. 虱卵玻片标本　观察虫卵的形态、大小、颜色、结构等特征。

二、观察蛛形纲形态学特征

（一）蜱

1. 硬蜱玻片标本　观察硬蜱的形态、大小、颜色、颚体位置、足的数目及其主要的分类特征。注意雌、雄虫的区别。

2. 软蜱玻片标本　观察软蜱的形态、大小、颜色、颚体位置、有无背板、表皮和体缘等方面的特点。注意与硬蜱的鉴别。

3. 人疥螨玻片标本　观察虫体的形态、大小、颜色、颚体结构、躯体背面的横纹、皮刺与刚毛，特别注意观察躯体、腹、面、足的结构，明确如何根据足的特点来鉴别雌、雄虫体。

4. 蠕形螨玻片标本　观察虫体的形态、大小、颜色、颚体结构、足的位置以及末体上的环状横纹。注意毛囊蠕形螨与皮脂蠕形螨的区别。

三、人蠕形螨检查

1. 透明胶纸法　自查蠕形螨：晚上睡觉前肥皂洗脸后将与载玻片同样大小的透明胶纸 3 张分别粘贴于额、鼻、鼻沟、颧及颏部等处，至次晨取下贴于载玻片上镜检。

2. 刮压法　自查毛囊蠕形螨，用痤疮压迫器或用手挤压皮损部位，用弯镊子、曲别针等器材刮取挤出的分泌物置于载玻片上，加 1 滴甘油或石蜡油，涂开后加盖玻片镜检。

附：免疫学检查

目前，寄生虫病的免疫诊断，主要是用已知的抗原检测患者血液中或其他体液中相应的抗体。根据寄生虫的抗原组成特点，一般免疫诊断主要应用于组织内寄生的蠕虫病和原虫病，如华支睾吸虫病、并殖吸虫病、血吸虫病、猪囊虫病、丝虫病和疟疾等。常用的检查方法有如下几种：

1. 皮内试验

本法适用于多种寄生虫病的检测，如并殖吸虫病、血吸虫病等。最常用于血吸虫病的调查。操作简单，并且可即时观察结果，适宜现场应用。试验方法（以检查日本血吸虫为例）：

（1）在受试者前臂屈面皮肤上用 75% 酒精棉球消毒，待干后，再用 1ml 的结核菌素注射器将抗原液 0.03ml 注入皮内，皮丘直径约 0.5cm，针头拨出后用干棉球轻轻擦干注射部位。

（2）在对侧手臂或同臂相距 6cm 处，同法注射 1/8000 硫柳汞生理盐水作为对照，以排除假阳性。

（3）15 分钟后用直尺测量丘疹直径，直径增至 0.8cm 以上者为阳性反应，小于 0.8cm 者为阴性。

2. 酶联免疫吸附试验（ELISA）

本法适用于多种寄生虫病的检测，如血吸虫病、疟疾、猪囊尾蚴病等。最常用于血吸虫病的诊断。应用最广泛，敏感性和特异性较高。试验方法（以检查日本血吸虫为例）：

（1）样本稀释 8 滴蒸馏水中加 1 滴待测血清及 1 滴血清稀释液，混匀。对照阴、阳性血清作同样稀释。

（2）加样 分别加稀释的待测血清和参考阴、阳性血清各 1 滴于反应板孔中，室温放置 3~5 分钟。抛尽后加 1 滴洗涤液，立即用自来水冲洗 3 次，抛尽，在吸水纸上拍干。

（3）反应 加酶结合物 1 滴，置室温 3~5 分钟，抛尽，加洗涤液 1 滴，立即用自来水洗 5 次，抛尽，在吸水纸上拍干。

（4）显色 加底物溶液和显色剂各 1 滴于孔中，室温静置 30s~3min（待阳性对照显色而阴性对照未显色为准）后，加终止液 1 滴观察结果。

（5）结果判断 在白色背景下观察蓝色的深浅。

－ ：浅于阴性或与阴性对照一致；

＋：深于阴性对照，浅于阳性对照；

＋＋：与阳性对照相近；

＋＋＋ ~ ＋＋＋＋：明显深于阳性对照。

3. 间接血凝试验（IHA）

本法适用于原虫病的诊断，但其敏感性和特异性不如 ELISA。试验方法（以检查弓形虫为例）：

取 U 型微量血凝板，将待测血清以 1% 正常兔血清生理盐水作倍比稀释，每孔最终含稀释血清 0.05ml，每孔加 0.01ml 致敏红细胞悬液，充分震荡均匀后，覆塑料板，静置 4~24 小时观察结果。强阳性反应（＋＋＋＋）的最高稀释度为该血清的滴度（即效价），≤ 1:16 判为阴性；≥ 1:64 判为阳性。

阴性反应（－）：红细胞沉于孔底，呈圆点形，外周光滑；弱阳性反应（＋）：红细胞沉积范围很小，呈较明显的环形圈；阳性反应（＋＋）：红细胞沉积范围较小，其中可出现淡淡的环形圈；明显阳性反应（＋＋＋）：红细胞布满孔底呈毛玻璃状；强阳性反应（＋＋＋＋）：红细胞呈片状凝集或边缘卷曲。

实训十 人群肠道寄生虫感染情况调查

 实训要点

学会人群肠道寄考虫感染调查的方法及注意事项。

应用病原学检查法和免疫学检查法，调查一定数量人群肠道常见寄生虫的感染情况（实践表 10-1）。

实践表 10-1 人群肠道寄生虫感染调查表

虫种 \ 项目	蛔虫	蛲虫	鞭虫	……
受检人数				
阳性人数				
阴性人数				
感染率				

附 图

成 虫 形 态

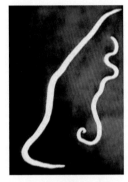

图1　蛔虫成虫

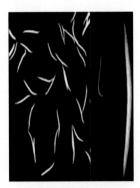

图2　蛲虫成虫

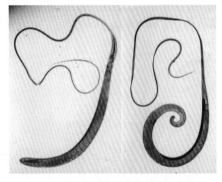

图3　鞭虫成虫

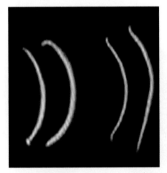

图4　钩虫成虫

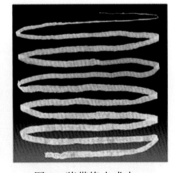

图5　猪带绦虫成虫

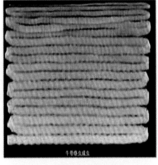

图6　牛带绦虫成虫

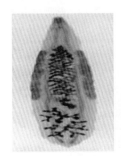

图7　肝吸虫成虫

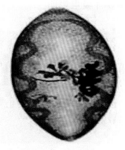

图8　肺吸虫成虫

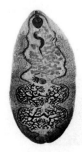

图9　姜片吸虫成虫

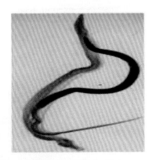

图10　血吸虫成虫
（雌雄合抱体）

显微镜下虫卵形态

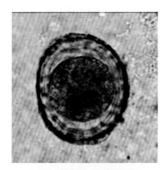

图 11 蛔虫受精卵

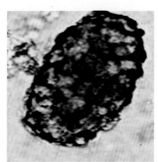

图 12 蛔虫未受精卵

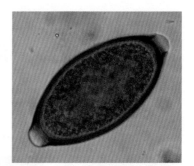

图 13 鞭虫卵

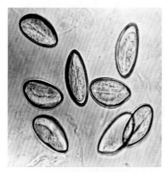

图 14 蛲虫虫卵

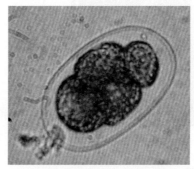

图 15 钩虫虫卵（四细胞期）

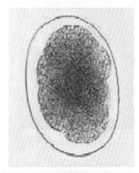

图 16 钩虫虫卵（桑椹期）

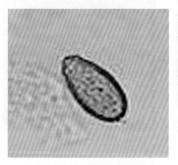

图 17 肝吸虫虫卵

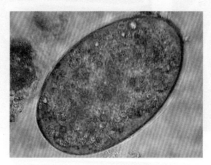

图 18 姜片吸虫虫卵

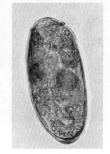

图 19 肺吸虫虫卵

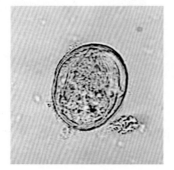

图 20 血吸虫虫卵

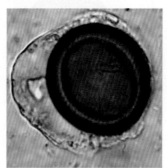

图 21 猪带绦虫虫卵

原 虫 形 态

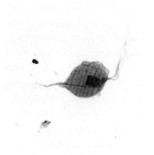

图 22　阴道毛滴虫滋养体

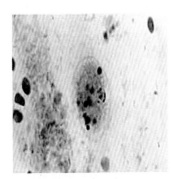

图 23　溶组织内阿米巴大滋养体

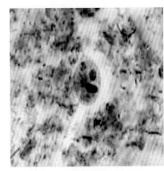

图 24　溶组织内阿米巴包囊

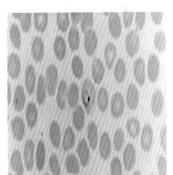

图 25　间日疟环状体

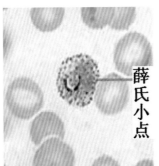

薛氏小点

图 26　间日疟晚期滋养体

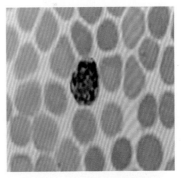

图 27　间日疟未成熟裂殖体

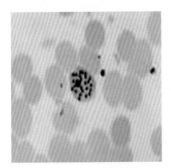

图 28　间日疟成熟裂殖体

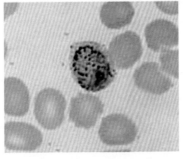

图 29　间日疟雌配子体

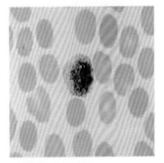

图 30　间日疟雄配子体